腎臓病診療
レジデントマニュアル

編集
小松康宏 聖路加国際病院副院長・腎臓内科部長

医学書院

腎臓病診療レジデントマニュアル

発　行　2017年10月15日　第1版第1刷©

編　集　小松康宏
             こまつやすひろ

発行者　株式会社　医学書院
　　　　代表取締役　金原　優
　　　　〒113-8719　東京都文京区本郷1-28-23
　　　　電話　03-3817-5600（社内案内）

印刷・製本　横山印刷

本書の複製権・翻訳権・上映権・譲渡権・貸与権・公衆送信権（送信可能化権を含む）は株式会社医学書院が保有します．

ISBN978-4-260-03050-2

本書を無断で複製する行為（複写，スキャン，デジタルデータ化など）は，「私的使用のための複製」など著作権法上の限られた例外を除き禁じられています．大学，病院，診療所，企業などにおいて，業務上使用する目的（診療，研究活動を含む）で上記の行為を行うことは，その使用範囲が内部的であっても，私的使用には該当せず，違法です．また私的使用に該当する場合であっても，代行業者等の第三者に依頼して上記の行為を行うことは違法となります．

JCOPY　〈出版者著作権管理機構　委託出版物〉

本書の無断複製は著作権法上での例外を除き禁じられています．複製される場合は，そのつど事前に，出版者著作権管理機構（電話　03-3513-6969，FAX　03-3513-6979，info@jcopy.or.jp）の許諾を得てください．

＊「レジデントマニュアル」は株式会社医学書院の登録商標です．

執筆者一覧(執筆順)

小松康宏	聖路加国際病院副院長・腎臓内科部長
長浜正彦	聖路加国際病院腎臓内科・医長
宮内隆政	聖路加国際病院腎臓内科
瀧 史香	聖路加国際病院腎臓内科・副医長
二ツ山みゆき	聖路加国際病院腎臓内科・副医長
小林沙和子	聖路加国際病院腎臓内科
伊藤雄伍	聖路加国際病院腎臓内科
山本博之	東京大学大学院医学系研究科医療品質評価学講座
平野寛子	静岡県立総合病院腎臓内科
孫 楽	聖路加国際病院腎臓内科
松本直人	聖路加国際病院腎臓内科
石井太佑	聖路加国際病院腎臓内科

序

　21世紀になり医療現場を取り巻く環境は劇的に変わっています．期待される診療水準が高まり，業務内容も複雑となり，現場の負担が増加しています．高い水準の医療を安全かつ迅速に提供し，医療スタッフの負担と疲弊をへらすには，個々の医師の努力だけではなく，医療チームとしての組織力，システムの強固さが鍵となります．

　1984年，聖路加国際病院の「内科レジデントマニュアル」初版後，類書が多く発刊されてきました．しかし多くの"マニュアル"は簡便なレファレンス，教科書の要約となっています．レジデントは各自の好みによって異なったマニュアルやUp To Dateなどのリソースをもとに判断し，指示を出す状況も生まれているようです．担当医によって異なった指示が出る状況は，医学的には誤りでなくても，病棟スタッフの負担や混乱をまねき，業務効率が低下するだけではなく医療事故にもつながりかねません．

　私の所属する聖路加国際病院は，2012年にJoint Commission International(JCI)の認証をうけました．JCIは，医療の質と安全を保証するため，各診療科で診療の方針・手順を定め，診療の一貫性を担保することを求めています．病棟で頻回に遭遇する問題への対処法は，定められた方針，手順にもとづいて実施されることが期待されます．21世紀医療の目的は，「患者の視点にたった医療・ケア」の提供です．検査値の正常化や死亡率軽減よりも，患者のQOL向上，満足度向上が最終目標です．医療の標準化やクリニカル・パスは医師の裁量権を否定するものでもないし，「画一化」医療をすすめるものではありません．頻度の高い病態，問題への対処法を標準化することは，個別化，tailored medicineをすすめるための必要条件と考えます．

　本書は，類書のマニュアルとは異なり，当院腎臓内科で実施する検査・治療指示の方針・手順書です．「交通事故対策には右側通行と左側通行のどちらがよいか」という問いに，「どちらも変わ

らない」という結論を出すのはEBMやシステマティックレビュー,「左右で差はないので,各国は個々の状況に応じてどちらかに統一することを推奨する」がガイドライン,「日本では車は左側通行とする」と決めるのが法律や手順書に相当します.

ガイドライン推奨があればそれに沿った形で業務手順を具体化してもらいます.一方,高いレベルのエビデンスがなくどちらでもよいことは,個々の判断に任すのではなく,当科ではこのようにする,と決めていきます.同じ疾患に対しては,担当医が誰であるかにかかわらず必要な検査,処方が定まっていることで,診療の質も担保されるし,業務の効率化も進みます.繰り返しになりますが,「標準化」と「画一化」は異なります.すべてマニュアル通りということはあり得ません.ガイドライン,標準手順を十分に理解したうえで,個々の患者の病態,希望に応じて個別化を進めることも臨床医の力量です.

「標準手順書」という点ではまだ完璧でない部分もありますが,本書が腎臓病診療に携わる皆様のお役にたつことができれば幸いです.

2017年9月

小松康宏

目次

I 診療にかかわる基礎知識

1. 腎臓内科の役割 ……………………………………… 2
2. 医療の質改善 Quality Improvement ……………… 6
3. 医療安全・感染管理 ………………………………… 10
   医療安全 10
   感染管理 13
4. インフォームドコンセント,共同の意思決定(SDM) ….. 15
   インフォームドコンセント 15
   患者中心のケアと共同の意思決定 16
5. 患者教育・行動科学 ………………………………… 18
6. 診断・治療の決定(思考)プロセス ………………… 20
7. コンリルテーションの仕方 ………………………… 24

II 初期アセスメントと診療

8. 腎臓内科入院患者の初期アセスメント・指示 …… 28
9. 急性腎障害(AKI) …………………………………… 34
10. 造影剤腎症(CIN) …………………………………… 41
11. 慢性腎臓病(CKD) ………………………………… 45
12. 血液透析患者(導入・合併症) ……………………… 61
    血液透析導入 61
    合併症 65
13. 腹膜透析患者(導入・適正透析評価・合併症) …… 77
    腹膜透析導入 77

適正透析評価 79
合併症 85

14 低ナトリウム血症・高ナトリウム血症 …… 90
低ナトリウム(Na)血症 90
高ナトリウム(Na)血症 97

15 低カリウム血症・高カリウム血症 …… 102
低カリウム(K)血症 102
高カリウム(K)血症 106

16 低カルシウム血症・高カルシウム血症 …… 110
低カルシウム(Ca)血症 110
高カルシウム(Ca)血症 112

17 低リン血症・高リン血症 …… 115
低リン(P)血症 115
高リン(P)血症 118

18 マグネシウム異常 …… 121
低マグネシウム(Mg)血症 121
高マグネシウム(Mg)血症 125

19 浮腫と利尿剤 …… 128

20 血液ガスの読み方 …… 136

21 酸塩基平衡異常 …… 140
代謝性アシドーシス 141
代謝性アルカローシス 145
呼吸性アシドーシス 147
呼吸性アルカローシス 148

22 検尿異常・腎生検 …… 149
検尿異常 149
腎生検 152

23 ネフローゼ症候群 …… 157

24 IgA腎症 …… 163

25 急速進行性糸球体腎炎症候群(RPGN) …… 169

26 尿細管間質性腎炎 …… 176
急性間質性腎炎 177

慢性間質性腎炎　180

27　高血圧と高血圧緊急症　…………………………………………　183
高血圧　183

高血圧緊急症　190

28　妊娠と腎障害・高血圧　…………………………………………　196
■1 妊娠により生じる腎障害・高血圧症　………………………　197

妊娠高血圧症候群　197

無症候性細菌尿と尿路感染症　201

急性腎障害（HELLP 症候群）　203

■2 妊娠を希望する腎疾患者への対応　……………………………　204

29　TMA，HUS，TTP の初期管理　…………………………………　207
30　腎臓病・透析患者の周術期管理　………………………………　215
31　腎移植患者の内科管理　…………………………………………　219

III　特殊処置・治療

32　腎機能低下例に対する薬物処方　………………………………　228
33　急性血液浄化療法　………………………………………………　235
34　末期腎不全に対する腎代替療法の処方と選択　………………　242
35　血漿交換療法　……………………………………………………　251
36　免疫抑制療法開始前の注意　……………………………………　259

副腎皮質ホルモン療法の合併症予防　259

付録

1　腎機能・電解質異常の各種検査と公式　………………………　264
糸球体濾過値　264

尿細管機能　267

電解質，水バランス　271

蓄尿から得られる情報　273

透析関連の公式　274
各種物質の原子量・分子量　276

2　腎不全において注意が必要な基準値一覧 ……………… 277

索引　279

MEMO

質 Quality とは　9
手指衛生の遵守度を上げるには　14
腹部コンパートメント症候群(ACS)　36
腎性全身性線維症(NSF)　44
Edelman 式　97
3% NaCl を 1 mL/kg 投与すると，血清 Na 濃度は 1 mEq/L 上昇する
　　97
Chvostek 徴候／Trousseau 徴候　112
下剤の使用と高 Mg 血症　127
薬物中毒による代謝性アシドーシス　144
AG 正常代謝性アシドーシスにおける尿中 AG の使用　144
クロール欠乏性アルカローシス　147
外来・病棟での一過性の高度血圧上昇　194
褐色細胞腫クリーゼの血圧管理　195
腎機能の回復が期待できない中等度の腎機能障害を認める場合
　　196
包括的腎代替療法，PD ファースト　242
GFR 低下速度(ΔGFR)を評価する　243
早期穿刺可能なグラフト　248
在宅血液透析　249
社会保障　249
先行的腎移植／先行的献腎移植　250
保険適用　257

I

診療にかかわる基礎知識

1 腎臓内科の役割

- 腎臓内科の使命は,腎臓病をもった患者が不安,苦痛なく,希望をもって,質の高い生活をおくることができるように最善の腎臓病診療を最適な方法で提供することである.
- そのために腎臓専門医は医師としての知識,技能,態度を常に向上させるべく自己研鑽,教育,研究を進めていく.
- 最善の腎臓病診療を提供するためには,医師個人の努力に加えて,診療体制・プロセスを組織的,体系的に評価し改善する活動,すなわち医療の質改善活動(Quality Improvement)が重要となる.
- 臨床医に期待される資質・能力(表 1-1〜3),質の高い医療の基本要素(表 1-4),患者が考える QOL(表 1-5)が満たされているかを,日々省察したい.

表 1-1 臨床研修の到達目標

医師としての基本的価値観(プロフェッショナリズム)
1. 社会的使命と公衆衛生への寄与
2. 利他的な態度
3. 人間性の尊重
4. 自らを高める姿勢

資質・能力
1. 医学・医療における倫理性
2. 医学知識と問題対応能力
3. 診療技能と患者ケア
4. コミュニケーション能力
5. チーム医療の実践
6. 医療の質と安全の管理
7. 社会における医療の実践
8. 科学的探究
9. 生涯にわたってともに学ぶ姿勢

表1-2 全米卒後医学教育認定評議会(ACGME), 国際病院認証機構(JCI)が求める臨床医のコア・コンピタンシー

患者ケア Patient Care	共感をもち, 適切で, 有効な患者ケア
医学的知識 Medical Knowledge	生物医学, 臨床, 疫学, 社会行動科学の最新の知識と応用能力
診療に基づく学習と質改善 Practice-Based Learning and Improvement	自己評価と生涯教育を通じ, 科学的エビデンスと方法を用いて患者ケアを研究, 評価, 改善していく
対人/コミュニケーションスキル Interpersonal and Communication Skills	患者, 家族, 他の医療職と有効な情報を交換し協力・連携する
プロフェッショナリズム Professionalism	専門科としての成長, 倫理的な診療, 多様性に対する理解と感受性, 患者・職業・社会に対する責任
システムに基づいた診療 System-Based Practice	保健医療制度や背景を理解し, 対応し, 適切なケアを提供するために必要な他の資源を活用すること
資源の管理* Stewardship of Resources	患者ケアに寄与せず医療費増大につながる過剰検査・治療を避けるなど, 医療資源の管理が必要なことを理解

*は ACGME のコア・コンピタンシーには含まれず, JCI が示しているものである.

表 1-3 世界医師会ジュネーブ宣言

医師の一人として参加するに際し,
- 私は, 人類への奉仕に自分の人生を捧げることを厳粛に誓う.
- 私は, 私の教師に, 当然受けるべきである尊敬と感謝の念を捧げる.
- 私は, 良心と尊厳をもって私の専門職を実践する.
- 私の患者の健康を私の第一の関心事とする.
- 私は, 私への信頼のゆえに知り得た患者の秘密を, たとえその死後においても尊重する.
- 私は, 全力を尽くして医師専門職の名誉と高貴なる伝統を保持する.
- 私の同僚は, 私の兄弟姉妹である.
- 私は, 私の医師としての職責と患者との間に, 年齢, 疾病もしくは障害, 信条, 民族的起源, ジェンダー, 国籍, 所属政治団体, 人種, 性的志向, 社会的地位あるいはその他いかなる要因でも, そのようなことに対する配慮が介在することを容認しない.
- 私は, 人命を最大限に尊重し続ける.
- 私は, たとえ脅迫の下であっても, 人権や国民の自由を犯すために, 自分の医学的知識を利用することはしない.
- 私は, 自由と名誉にかけてこれらのことを厳粛に誓う.

(日本医師会ホームページより)

表 1-4 21世紀がめざす医療の方向性―医療の質改善の6つの側面 (IOM, WHO)

安全性	患者を助けようと行われた行為から, 患者が傷害をうけるようなことがあってはならない
有効性	エビデンスに基づき, 過少, 過剰な医療サービス双方を回避
患者中心志向	個々の患者の意思, ニーズ, 価値観を尊重し, 患者の要望に応える医療を提供する. 治療方針は患者の価値観を尊重して決定する
適時性	
効率性	設備, 資源, アイデア, エネルギーなどあらゆる無駄を排除する
公正性	性, 民族性, 居住地, 社会経済的地位を理由に医療サービスの質が異なってはならない

(Institute of Medicine. Crossing the Quality Chasm. National Academy Press 2001 より)

表 1-5 患者が考える Quality of Life とはなにか

1. 私は，はっきりと思考する能力を保ちたい
2. 私は，安全でかつ心配のない状態でいたい
3. 私は，不必要な痛みや苦しみを避けたい
4. 私は，大切に扱われたい
5. 私は，話す能力がなくなっても人間としての尊厳をもって扱ってほしい
6. 私は，家族に不必要な重荷になりたくない
7. 私は，家族と好ましい絆(きずな)を保っていたい
8. 私は，死ぬ前に愛する人と一緒にいたい
9. 私は，自分のことは自分で決めたい
10. 私は，死ぬときに苦しみたくない
11. 私は，愛する人に私について好ましい思い出を残したい
12. 私は，自分の宗教や伝統に基づいて扱ってもらいたい
13. 私は，死んだ後の私の身体について大切に扱ってほしい
14. 私は，医学教育や研究になんらかの貢献をすることによってお役に立ちたい

〔D.Doukas, et al : Clinical Aspect of Aging (W.ed by Reichel), Wilkins, Baltimore, p615, 1989　訳：日野原重明．「現代医学と QOL」．保健の科学 37：596, 1995〕

(小松康宏)

2 医療の質改善 Quality Improvement

- 最善・理想の医療と現実に提供される医療には大きなギャップ(Evidence Practice Gap)があり,医学の進歩とともにギャップが拡大している.
- Evidence Practice Gap を埋め,提供する医療の質を高めるために,産業界で発展した品質管理・改善手法を医療に応用する「医療の質改善 Quality Improvement」活動が広まっている.
- Quality Improvement とは,質の高い医療を提供するプロセスを組織的,体系的に研究,改善する活動であり,代用的な手法として,クリニカル・オーディット,PDCA サイクル,LEAN(トヨタ生産方式を基に発展),Six Sigma などがある.
- 医療の質改善は質の測定から始まる.医療の質は「個人や集団を対象に行われる医療が望ましい健康状態をもたらす可能性の高さ,その時々の専門知識に合致している度合い」と定義される.言い換えると,患者が期待する標準医療,EBM に則った医療をどの程度行っているかを反映している.
- 医療の質を反映する定量的な評価指標を「質指標 Quality Indicator」と呼び,構造 Structure,診療の内容・過程 Process,診療の結果 Outcome に分類できる(表 2-1).
- 期待と現実の差を明らかにし,経時的な変化を比較できるので,改善課題を定め,改善策の効果を評価するのに用いられる.

表 2-1 質指標の例

構造	集中治療室の有無 患者あたりの看護師数
内容・過程	定期的なフットケアを受けている糖尿病患者の比率 急性心筋梗塞患者の退院時に β 遮断薬が処方されている比率
結果	(短期)高血圧患者の降圧目標達成率 (長期)死亡率,患者 QOL,患者満足度

- Quality Improvement は臨床医にとって必須知識・技能であり，米国では卒後研修，生涯教育のなかに組み入れられている．
- 腎臓・透析医療の Quality Improvement 手法の詳細は，米国腎臓学会臨床雑誌「CJASN」2016 年 5 月号で紹介されているので参照のこと．
- 代表的手法としてクリニカル・オーディット，PDCA の概要を記す．

クリニカル・オーディット

- Audit and Feedback とも呼ばれ，質指標を測定し，定期的なモニター結果を担当者にフィードバックすることで改善を促し，診療の質を改善するものである．コクラン・レビューでも有効性が示されている．
- 院内感染予防に手指衛生を実施することや，ガイドラインに沿った診療を行って糖尿病患者の血糖管理目標達成率を高めることなど，具体的な介入方法とその有効性が証明されている課題に関して有用である．
- 指標測定は，電子カルテなどから自動的に収集できる体制を構築することが望ましい．

PDCA サイクル

- 米国の Shewhart，Deming らによって提唱され，戦後の日本の製造業で発展したマネジメントサイクルの 1 つである．
- 「個々の過程を改善するための多数のツールのなかでも最も重要なものの 1 つ（ハリソン内科学）」であり，製造業にとどまらず，行政，医療などさまざまな組織で用いられる．
- PDCA サイクルは，表 2-2 の 4 段階を小規模，短期間にくりかえす方法である．
- 特別な訓練なしにあらゆる課題に適用できるが，従来の業務プロセスを変更しようとするときに有用である．
- 業務プロセスの変更が常に"改善"につながるとはかぎらないので，組織全体に改善策を適用する前に，小グループで改善策の効果を短期間に検証するのである．
- 改善活動を開始する際には，関連部署のメンバーでチームを編

表 2-2 PDCA サイクルの方法

Plan	改善課題を選定し,目標を設定し,根本原因を分析し,具体的改善策を立案する
Do	改善策を試行し,効果(指標)を測定する
Check (Study)	指標を評価する(予想どおりか,予期せぬ不具合はないか)
Act	結果が予想に反していれば2サイクル目のPDCAサイクルに進む.予想通りなら改善策を標準的な業務手順として組織全体に適用する

成し,具体的改善目標と達成時期を設定する.業務プロセスを変更したら,変更が改善につながっているかを検証し,有効であれば組織全体に改善策を適用するし,効果がなければ,原因を究明し,別の改善策を立案する.

- 医療分野でも救急外来待ち時間の短縮,中心静脈ライン関連血流感染の減少,検査室での検体誤認減少,患者転倒の減少,糖尿病管理の改善など多くの成功例が報告されている.
- 「BMJ Quality Improvement Reports」誌(http://qir.bmj.com/)は,PDCA の具体例を多数報告しているので参考になる.

MEMO

質 Quality とは

　日常生活のなかでも"高品質""質が高い"という言葉を使う．購入してすぐに壊れる電化製品や自動車，反応が悪いソフトウェア，気の抜けたビールを提供するレストランなどは，"質が低い・悪い"と評される．「質」は，「要求に対する合致の程度(P. Crosby)」「本来備わっている特性の集まりが要求事項を満たす程度(ISO9000)」などと定義され，顧客・社会の期待にどの程度，応えているかを表わしている．

　医療に関していえば，医療の質は「個人や集団を対象に行われる医療が望ましい健康状態をもたらす可能性の高さ，その時々の専門知識に合致している度合い(IOM)」と定義される[1]．言い換えれば，「現行の医療制度の枠組みのなかで社会が期待する"標準医療として享受できる医療"に"提供している医療"がどこまで近づいているか」を指しているといえよう．患者の期待に応えるという点では患者満足度が究極の質評価指標であり，"患者の期待，真のニーズ"を把握することが重要となる．臨床的数値のアウトカムから，患者視点のアウトカムが重視されるようになっているのも，これらの反映である．

　なお，患者の期待するものが標準医療を超えた非現実的なものであれば，患者満足度を満たすことは困難である．現実に期待できる医療の可能性と限界を理解してもらうためにも，インフォームド・コンセントが重要である．

文献

1) Lohr K N (ed)：Medicare: A Strategy for Quality Assurance. National Academy Press, Washington DC, 1990
2) 小松康宏，他：医療の質改善の概念と手法—PDCA, Six Sigma など．内科学会雑誌　105 巻 12 号，2016
3) CJASN. Moving point. Quality Improvement

（小松康宏）

3 医療安全・感染管理

- 患者を助けようとする医療行為自体が,患者に危害を与えてはならない.
- 透析室は手術室とならんで病院内で最も危険な部署である.
- 腎臓・透析専門医は医療安全の基本を理解し,実践する模範となりたい.
- 国際的病院評価機構であるJCI(Joint Commission International)が最優先事項とする国際患者安全目標は,以下のとおり.
  - 正しい患者確認.
  - 効果的なコミュニケーション.
  - ハイアラート薬の安全な管理.
  - 手術・侵襲的な処置前の患者・手技・部位確認.
  - 感染リスクを低減するための手指衛生・個人防護服.
  - 転倒・転落による患者傷害リスクの低減.
- 安全な腎臓病・透析医療を提供するには,国際患者安全目標の達成が不可欠である.

医療安全

■ 患者確認を確実に行う

- 投薬前,輸血前,採血を含むすべての検体検査前,治療や処置の実施前,食事配膳時には2つの方法で患者確認を行う.顔見知りの患者であっても例外ではない.
- 2つの方法は「フルネーム」と「生年月日」を用いる.
- 診察,検査,処置前には患者に「フルネーム」と「生年月日」を言ってもらう.医療者は電子カルテ画面,検体ラベル,処方ラベルなどの「フルネーム」「生年月日」と一致していることを確認する.
- 患者が「フルネーム」「生年月日」を言えない場合は,入院患者はネームバンド,外来患者は診察券(ない場合は保険証,免許

証など）で「フルネーム」「生年月日」を確認する．
- 医療者間伝達時は，「フルネーム」と「診察券ID番号」の2つを用いることも可能である．
- 2つの方法に病室番号やベッド番号，患者居場所は用いない．

■ **口頭指示に関する方針手順（抜粋）**
- 投薬などに関する口頭指示は，コミュニケーション・エラーによる医療事故の原因となる．
- 口頭指示とは，投薬，検査，処置，治療，食事，その他の患者ケアについて指示を出す医療者と，指示を受ける医療者の間で口頭や電話により伝達される指示をいう．
- 医療行為の指示を口頭で行うこと（口頭指示）は禁止し，医師は電子カルテを用いて定められた方法で医療行為を指示する．
- 医師は指示内容を変更・中止する場合に，電子カルテに入力された指示内容を迅速に変更または中止の指示を入力する．
- 医師が指示内容を変更しても，変更されたことが迅速に伝わらなければ変更前の指示が実施される可能性がある．
- 医師は指示内容を変更する場合，指示を受ける者が指示実施前に指示変更が伝わるように，変更・中止した旨を適宜電話などで伝達し保管する．
- 口頭指示は，下記の場合に限定する．
  ・患者急変時，緊急時などで電子カルテにオーダー入力することが不可能な場合．
  ・手術中，分娩中，検査・処置中の場合．
- 口頭指示を出す医師（指示医）は，明確な言葉で患者氏名と指示内容を，指示を受ける者に伝える．
- 単位や言葉の省略を避ける．薬剤の速度指示は，ミリリットル（mL）とミリグラム（mg）の両方を伝達する．
- 指示医は，復唱された内容について間違いないことを確認し，承認する．
- 指示医は，電子カルテへの入力が可能になったら速やかに指示内容を入力する．

■ 患者ケアの引継ぎに関する方針手順(抜粋)

- 患者の診療科間の転科,病棟間移動,外来から病棟,病棟から手術室・透析室・内視鏡室などの移動にあたって,重要な事項が適切に引き継がれる必要がある.
- 引継ぎ時のコミュニケーションでは,SBAR を活用して患者情報を伝達する.
- SBAR とは患者の状態に関して重要な情報を順序立てて伝達し,受け取るツールである.
  Situation　状況:患者に何が起きているかなど
  Background　背景:臨床的背景,既往,状況など
  Assessment　評価:状況の評価や問題だと思うこと
  Recommendation/Request　提案/要求:問題を解決するための提案など
- 引継ぎにおいて重要伝達事項のためのテンプレート・チェックリストがある引継ぎ場面については,これを活用して患者情報を伝達し,記録して伝達内容を確認する.
- 医師は,手術,侵襲的処置(心臓カテーテル検査など)後に,患者が手術室から ICU,病棟に移動する前に手術記録を記載する(要点のみでもよい).

■ 手術室外でのタイムアウト

- 患者誤認,部位誤認,処置・治療・検査内容の間違いを防止するために,全ての侵襲的処置・治療・検査手技についてタイムアウトを行う.
- タイムアウトを実施すべき医療行為の例としては,透析(血液浄化療法),腎生検,透析カテーテル留置,内視鏡検査,血管カテーテル検査,穿刺およびドレナージ術,その他の切開・切除・穿刺を行う処置・治療・検査手技などがある.
- タイムアウトとは,処置・治療・検査の実施前に,医師・看護師・コメディカルなどチーム全員が一時,手を止めて,声を出して確認作業を実施することである.1 人で手技を行う場合も,一時手を止めて確認作業を行う.
- タイムアウトでの確認事項.
  ・患者(フルネーム,生年月日,ID 番号のうち 2 つ以上の方法で確認).

- 実施する処置・治療・検査内容.
- 実施部位.
- 患者の同意または説明・同意書.
• タイムアウトにあたっては,患者が署名した「説明・同意書」あるいは手技に関する診療録記載内容で上記の確認を行う.
• タイムアウトで確認した内容を,処置・治療・検査の記録に記載する(タイムアウト実施時刻も記録する).

感染管理

■ 手指衛生
• 医療関連感染症の多くは,汚染された手指との接触により伝播する.
• 時に致命的となるこれらの感染症が,患者・患者間,患者・職員間で伝播するのを予防するために,手指衛生は最も基本的かつ重要な感染予防策である.
• 手指衛生は,以下の5つの状況で実施する(WHOの推奨).
  ① 患者に触れる前(病室に入室する前も含む)
  ② 患者に触れた後(病室から退室する際も含む)
  ③ 清潔・無菌操作の前(手袋着用直前)
  ④ 血液・体液に触れた後(手袋を脱いだ直後)
  ⑤ 患者周辺の環境に触れた後
• 手指衛生は,石鹸と流水による手洗いと擦式アルコール製剤を使用した手指消毒の2種類がある.
• 手指に目に見える汚染がある場合,消毒薬に抵抗性がある微生物(*Clostridium difficile*やノロウイルスなど)による嘔吐・下痢が疑われる患者と周辺環境に触れた後は,石鹸と流水による手洗いを行う.
• 病棟では入室前,退室後に手指衛生を行う(患者に触れなかった場合であっても).
• ICUや透析室では,患者ベッド前に手指衛生を実施する境界線を定め,その中に入る前,出た後に手指衛生を行う.
• 透析室の患者回診時も手指衛生の対象である.
• シャント音聴取前後には,アルコール綿で聴診器を消毒する.

- エコー検査前後には，環境クロスでエコープローベを拭き取る．

■ 個人防護具

- 患者の湿性生体物質（血液，体液，分泌物，汗以外の排泄物，創傷のある皮膚，粘膜）に感染性があるか否かを，検査前に正確に知ることは困難である．検査の有無や結果にかかわらず，これらの物質には感染性があると考えて取り扱う必要がある．
- あらゆる人の湿性生体物質，またはこれらで汚染された可能性があるものに触れるときは，手袋を着用し，湿性生体物質が飛散する可能性がある場合では，シールド付マスク，エプロン/ガウンにより顔面と身体を防護する．
- これらの個人防護具はベッドサイドを離れる際に，表面に触れないよう取り外し，手指衛生を行う．
- 透析患者の内シャント穿刺，透析操作にあたっては個人防護具を使用する．

> **MEMO**
> **手指衛生の遵守度を上げるには**
>
> 聖路加国際病院では全病棟にビデオカメラを設置し，常時，職員の入退室時の手指衛生遵守度をモニターし，フィードバックしている．患者に接触しないならば退室時に手指衛生をしなくてもよいではないか，と考える人もいるかもしれない．しかし日ごろから徹底的に手指衛生を行う習慣をつけることで，本当に必要なときに確実に手指衛生が実施される．自宅周辺を低速で自動車で運転する際にもシートベルトを着用する習慣がついていれば，高速道路でシートベルトを着用し忘れることはないのと同じ"メタ理論"である．なおビデオカメラ設置後，院内 MRSA の新規発症率は減少した．

〔小松康宏〕

4 インフォームドコンセント, 共同の意思決定(SDM)

インフォームドコンセント

- 患者の自己決定権を尊重し,患者のニーズ・好み・価値観にあった治療を提供するためには,治療の選択肢とそれらに伴うリスクと利益,生じうる結果について十分に話し合い,患者が十分に理解,納得したうえで治療選択を決定することが重要である.
- 医療行為ならびに人を対象とする医学研究にあたっては,医師ないし研究者が診療・研究内容に関する十分な説明を行い,患者が十分に理解したうえでの同意(インフォームドコンセント)を受けて行う.
- インフォームドコンセント informed consent(IC)は,「ICする」のでなく「ICを受ける」ものである.
- 侵襲度の高い医療行為を受ける患者に対しては,以下に示す内容などについて十分な説明を行ったうえで同意書を取得する.

- 現在の診断名・病状・推測される原因
- 手術,治療,検査,処方,処置などの内容,期待される効果,予想されるリスク,成功率
- この医療行為を行わなかった場合に予想される結果
- 代替方法の有無,内容
- 鎮静や麻酔の方法,鎮静や麻酔薬の使用に伴うメリットとリスク
- 治療により発生する合併症,その可能性
- 治療施行後の問題点(疼痛の発生や,リハビリを要することなど)
- 治療に要する費用

- 医療行為に関するICの有効期限は,最大1年とする.
- 一連の医療行為(定められた化学療法の1クール,外来透析療法,一連の輸血など)に関しては,初回に同意を得れば,医療行為ごとに新規同意書を取得する必要はない(この場合でも最

大1年,外来透析療法では1年ごとに同意書を取り直す).
- 一般的で侵襲の程度が低い医療行為(病歴聴取,身体診察,血圧測定,血液・尿検査,創傷処置,通常の投薬・注射,末梢静脈ライン確保,酸素投与など)にあたっては,外来・入院診療申し込み時に文書での包括同意を受ける(包括同意の対象となる医療行為の詳細は文書に記載している).

患者中心のケアと共同の意思決定

- Patient Centered Care(患者中心・主体のケア)とは,「個々の患者の好み,ニーズ,価値観を尊重し,対応する診療・ケア」[1]「医療者と患者・家族との相互に有益な協力に基づいて,ケアを計画し,提供し,評価する創造的なアプローチ」を指す.
- 疾病の完治が望めない状況が増えつつある今日,単なる生存率ではなく,患者の価値観が重視されることを反映している.
- 患者中心のケアをすすめるためには,パターナリズムや狭義のICを超えた「共同の意思決定 shared decision making(SDM)」が重要となる[2].
- パターナリズムとは,医師が患者に良かれと考えて治療法を決定することである.
- 狭義のICとは,医師が医学的判断に基づいて治療選択肢を示し,患者が最終決定するプロセスである.
- SDMとは,検査や治療法を選択する際,医師と患者が互いの知識,価値観を提供しあい,患者にとっての最善策を一緒に検討・決定するプロセスを指す.医学的判断に加えて,患者の価値観や好みが十分尊重される.
- 共同の意思決定プロセスは,患者満足度,治療遵守度,アウトカムを改善することが示されており,2011年には共同の意思決定プロセスを促進するためのザルツブルグ声明 Salzburg Statement が発表されている.

文献

1) Institute of Medicine. Crossing the quality chasm: a new health system for the 21st century. Washington, DC : IOM, 2001
2) Barry MJ, et al : Shared Decision making-The pinnacle of patient-centered care. N Engl J Med 366 : 780-781, 2012

〈小松康宏〉

5 患者教育・行動科学

- 慢性腎臓病・透析患者のアウトカムを改善するには,患者自身の自己管理,行動変容が不可欠である.
- 自覚症状がないにもかかわらず,定期的に外来受診し,服薬を遵守し,食事療法や生活習慣改善に積極的に取り組むことは容易ではない.
- 患者と信頼関係(ラポール rapport)を築き,適切な情報を提供し,アドバイスすることが第一歩だが,それだけでは患者の行動は変わらない.
- 「医療の実践は科学に基づくアートである」というオスラーの言葉は,腎臓病診療にこそあてはまる.
- 医学的な判断,患者への共感,コミュニケーション・行動科学理論を背景に,患者の状況・価値観・好みに配慮した実践を通じ,医師の技能・経験を深めていくことが不可欠である.
- 患者の行動変容を進めるためには,患者教育・行動科学の理論(theory)を理解し,応用することが有用である.
- 保健医療分野で活用されている主な理論としては,健康信念モデル,変化のステージモデル,社会的認知理論などがある.国立保健科学院が訳した「一目でわかるヘルスプロモーション」[1]がわかりやすい.

健康信念モデルと変化のステージモデル

- 古典的であるが,もっとも活用されている健康信念モデルと変化のステージモデルを概説する.
- 健康信念モデルは,患者が行動を起こすには①認知された脆弱性,②認知された重大性,③認知された利益,④認知された障害,⑤行動のきっかけ,⑥自己効力感が必要とされる,というものである(表5-1).6つの構成要素を検討して,効果的な教育・介入を進める.

表 5-1　健康信念モデル health belief model (HBM)

構成要素	信念の内容
認知された脆弱性	自分がその状態になりやすい
認知された重大性	その状態が重篤な結果をもたらす
認知された利益	行動により脆弱性・重大性が軽減する
認知された障害	行動のコストが利益より重くない
行動のきっかけ	「準備段階」からふみだす要因
自己効力感	自分がうまく行動できるという自信

表 5-2　変化のステージモデル transtheoretical model

ステージ	定義と有効な戦略
非関心期	6か月以内に行動を起こそうという意図がない． 変化のためのニーズの認知を増やし，リスク・利益に関する情報を提供．
関心期	6か月以内に行動を起こそうという意図がある． 動機付け，具体的計画づくりを勧める．
準備期	30日以内に行動を起こそうという意図があり，その方向ですでにいくつかの行動段階を経ている． 明確な活動計画を作り，実施することを支援する．少しずつの目標を設定する．
実行期	行動が変化してから6か月未満． フィードバック，問題解決法，社会的支援，強化策を用いて支援．
維持期	行動が変化してから6か月以上． コーピング，リマインダー，代替手段の発見，失敗や後戻りを防ぐことで支援する．

- 変化のステージモデルは，行動変容はプロセスでありイベントでないことを前提とする(**表 5-2**)．行動変容は5つのステージを経て進むので，それぞれの段階で必要とする情報を提供し，介入方法を工夫する．

文献

1) 福田吉治，他(監訳)：一目でわかるヘルスプロモーション・理論と実践ガイドブック．国立保健医療科学院，2008

(小松康宏)

6 診断・治療の決定(思考)プロセス

思考プロセスで重要なこと

1 必ず根拠に基づいた意思決定をする—日本特有の「なんとなく」医療から脱却する

- 臨床推論では直感的思考と論理的思考を使い分けるように言われているが,意識的に論理的思考を身に着けるべきである.なぜなら,人間は,ともすれば安易な意思決定,即ち直感に頼りがちであるからだ.
- 医療現場でも経験に基づく直感が問題を解決することはあるのだが,医学が科学であることを考えると,常に直感では困る.特に初学者は根拠に基づいた意思決定をする習慣を身に着けることが必要である.
- 筆者は日米両方で臨床トレーニングを受けたが,米国の臨床では日本と違って常に根拠を求められたことが最も印象深い.医療に関わらずマニュアル社会のアメリカでは,どういう場面でどういう対応をするかが明確に決まっている.
- したがって,日常診療では「この検査をする根拠」「この診断と考える根拠」「この治療を選択する根拠」と常に根拠を求められる.
- 残念ながら日本の臨床医は必ずしも科学や根拠に基づかず,経験や印象から「なんとなく」判断することが多いと感じる.また,この「根拠」とは必ずしも臨床研究に裏打ちされた「エビデンス」を意味するものである必要はない.「エビデンス」はなくとも,病態生理に基づく理論があれば,十分に意思決定の「根拠」になりうる.

2 SOAP の AP こそが重要—初学者でも必ず Plan まで立案する

- 日本では,研修医の役割はあくまで症例の把握,提示であり,最終的にどう対応するかは指導医が決めることが多い.
- しかしながら初学者でもあってもプランまで言及する習慣が必

要である．プランまで立案することで，症例への理解がより深まるし，勉強しなければより良いプランは立てられない．また，場合によっては自分のプランが指導医に採用されることもあり，そうなることで自信がつくし，そのことで教育効果も倍増する．

- 筆者が研修医に「で，プランは？」と尋ねると，大抵は絶句してしまうことが以前は多かった．しかし，トレーニングを重ねることによって，妥当なプランを立てられるようになる．
- また，プラン立案の重要性を強調すると，回診やカンファレンスで「○○の検査結果を見て判断します」という「プランのつもり発言」を頻繁に耳にする．しかし，これはプランでなく，単なる「先延ばし」である．こういう場合は，できる範囲で「検査結果が○○だったら◎◎する，□□だったら◇◇する」という先を読んだプランを立てる習慣が必要である．
- 逆に検査結果によってプランが変わらなければ，検査自体が不要な可能性すらある．

3 予想される問題点と対処法を示す

- プラン立案は重要であるが，そこに予想される問題点と対処法を示すことが理想である．
- 臨床では一定の頻度で全く予測不能であることも発生するのだが，根拠に基づいた思考プロセスを踏むことによって，ある程度のことは予測できるようになる．
- また，予測できるから当直などへの的確な申し送りが可能となる．症例の今後を予測できなければ，適切な申し送りができずにダラダラと病院に残ることになる．

4 認知のバイアス(ヒューリスティック)を自覚する(表6-1)

- 人間は，問題解決，判断，意思決定を行う際に，規範的でシステマティックな手順によらず近似的な答えを得ようとする．
- これはヒューリスティックス heuristic とも呼ばれ，diagnostic error のなかでも意識的に排除すべきバイアスなので，下記に示す．
- 特に，Anchoring/Premature closure は比較的珍しい疾患を疑ったときに遭遇することがある．「○○病疑い」と看板のつい

表 6-1 認知バイアス

Anchoring	初診時の印象に固執し,新たな情報をうけつけない
Premature closure	確定診断がつく前に decision-making process を終了する 例：呼吸苦の診断として心不全を疑ったら,ほかの肺炎や肺梗塞などの鑑別を考慮しなくなる
Triage cueing	専門家が関与することによって,専門外の疾患の鑑別が疎かになる 例：胸痛の患者が循環器病棟に入院することによって,心筋梗塞の評価に終始して消化器疾患による胸痛を見逃す
Confirmation bias	診断を確定する要素のみに注意が払われ,除外する努力が失われる
Gender bias	性別によって,診断が左右されると思い込む

た症例ほど,「○○病」ではないかもしれないと思いながら診療に当たったほうがよい.

治療に対して期待通りの反応をしないときの対応

- 治療が予想通りに奏効しないことに遭遇することがあるが,大抵は慣習的に同じ治療を継続することが多い.
- しかし,以下の3点の可能性がないか確認することは重要である.

1) 診断が間違っている
- 診断が困難だったり複雑だったりした症例ほど,そもそも診断が正しくない可能性がある.勇気をもって,診断が正しくない可能性も検討しよう.

2) 治療薬が間違っている
- 診断が正しくても,治療がその症例に適切でない可能性は常にある.代替治療法があるのなら,その検討もしてみよう.

3) 薬物用量が間違っている
- 腎不全であるがゆえに減量しすぎていたり,あるいはそもそも患者が服用していない場合も外来ではありうる.
- 正しい診断に対する正しい治療が,最終的に患者に投与・服用されているか検討してみよう.

交渉するうえで重要なこと

- 医療は1人で行うものでなく,多職種,多人数のチームにて行う.

- その際,チーム内での意見の相違,さらには医療従事者と患者間での認識の違いにしばしば遭遇する.その際の周囲を納得させる交渉力が必要とされる.

1) 意思決定は「当事者双方の満足」だけでなく,「社会全体(症例全体)の利益」に鑑みて行われるべきである

- 当事者だけの協議だと,いわゆる「落としどころ」という妥協案に終始する可能性があるが,もっと次元の高いところに判断基準がある場合,同じ決断が「落としどころ」でなくなることがある.

2) 交渉学の本質は「対話 dialog」である

- 「会話 conversation」は気の合う仲間との chat であり,「対話 dialog」は立場や価値観,文化や利害の異なる当事者同士の不安定で不愉快なやりとりである.
- したがって,「交渉」はそもそもストレスを伴うと腹をくくったほうがかえって楽である.ストレスを伴うこの対話を通じて何らかの合意を形成することが「交渉」である.

3) 交渉は,「相手の考えを理解する」ところから始まる

- そもそも立場の違う相手に対して自己主張を押し付けても解決するはずがない.相手に対する価値理解を示すことは重要である.
- 意見を異にする相手の主張のなかに価値あるものを見出そうとすること,さらにそれを具体的に相手に伝えること(ポジティブ・リフレーミング)は,交渉の際にお互いが歩み寄るステップとして大変重要である.

〈長浜正彦〉

7 コンサルテーションの仕方

コンサルテーションのプレゼンテーション

- 専門科が行うコンサルテーションにおける症例提示の仕方は、基本的には通常通りであるが、以下にポイントを述べる.

1) 症例提示の冒頭はコンサルト理由から始める

- 通常の症例提示が"主訴"から始まるように、コンサルテーションの症例提示は"コンサルト理由"から始める.
- コンサルト理由を冒頭に知ることによって、何を求められているのか明確になり、また問題点がわかったうえで症例提示を聞くことができる.

2) アセスメント、プランの前に必ず症例をまとめる

- 症例提示後にアセスメント、プランに移るわけだが、その前に必ず症例のサマリーを述べる.
- それによって、自分がこの症例に関して何がポイントかの意思表示を示すことになり、アセスメント、プランにスムースに移ることができる.

効果的なコンサルテーションの仕方

- コンサルテーションをより効果的に行うために、以下のような（コンサルテーションノートの）チェックリストが便利である（表7-1）.

表7-1 コンサルテーションチェックリスト

- ●コンサルト理由と鑑別診断
  - □コンサルト理由を明確にしているか
  - □コンサルト理由に特化したアセスメント・プランがあるか
  - □アセスメント・プランが鑑別診断を含んでいるか
  - □アセスメント・プランで思考プロセスや根拠を明示しているか
- ●診断関連
  - □診断に必要なデータや行うべき検査を提示しているか
  - □その根拠を提示しているか
- ●治療関連
  - □現行の治療の変更か,新たな治療を提示しているか
  - □薬物名・手技名は略語を使用せずに明記しているか
- ・推奨する薬物の
  - □用量を明示しているか
  - □投与経路を明示しているか
  - □投与スケジュール(時間・回数・期間)を明示しているか
  - □どのような時に方針転換すべきか明示しているか(Plan B の提示)
  - □コンサルトチームにより手技(急性血液浄化)が行われるか明示しているか
  - □いつ行うか明示しているか
  - □手技前に行われるべきことやオーダー内容を明示しているか
- ●コミュニケーション
  - □コンサルト内容を主科と話し合った旨を明記しているか
  - □主科の誰とコンタクトをとったか明記しているか
  - □どのような時にコンサルトチームに連絡を取るべきか明記しているか
  - □コンサルトチームとコンタクトする際の連絡番号等を明記しているか
  - □非専門家に通じない略語を使用していないか
- ●教育
  - □教育的配慮があるか(文献,鑑別方法,臨床の知恵など)

📖 文献

1) QCAT : Quality of Consultation Assessment Tool : Tout S, et al : Am J Med. 2012

(長浜正彦)

II

初期アセスメントと診療

8 腎臓内科入院患者の初期アセスメント・指示

- 患者の初期アセスメントとは，患者ニーズ・問題点に関する情報を体系的に収集，分析，編成，記録することである．
- アセスメント項目には，身体的，心理的，機能的，社会環境，患者教育上の問題点などを含む．
- 多職種がアセスメントを行うが，診療録の定められた箇所に記録し，担当するすべてのスタッフが情報を共有できるようにする．
- 総論として腎臓内科入院症例に必要なものと，個別病態に対する初期アセスメントと指示の一例を示す．

腎臓内科入院症例に必要な初期アセスメント

①主訴・入院目的
②現病歴
- 血圧低下の有無，前駆症状の有無，腎毒性物質(造影剤など)使用の有無
- In/Out バランス：点滴の投与量，飲水量，尿量・ドレーン排液

③既往歴
④家族歴
⑤薬歴
- 現在の常用薬，他院処方
- 不必要な内服薬はないか(漫然と投与されている NSAIDs，抗菌薬，利尿薬など)

⑥アレルギー
⑦社会歴：喫煙，飲酒
⑧価値観，信念：宗教上の理由で輸血や食事に制限はないか
⑨教育上の問題点：言語の理解力，医療関連情報を入手し理解する能力の有無
⑩バイタルサイン

⑪栄養状態：身長，体重，BMI，体重の変化
⑫疼痛の有無と程度
⑬身体診察所見
- 体液量過剰：頸静脈怒張，心雑音(Gallop rhythm)，肺雑音(Wheeze)，浮腫
- 体液量低下：口腔内・腋窩乾燥，皮膚turgor低下，CRT (capillary refilling time)低下

⑭検査所見：血液・尿検査，画像診断
⑮退院計画

主な疾患に関する初期アセスメントと指示

1 急性腎機能障害

1) 初期アセスメント

- 緊急透析の適応はないか.
- 「適応のAIUEO」：A(acidosis), I(intoxication), U(uremia), E(electrolyte disorder), O(volume overload).
- 画像検査：片腎ではないか，慢性腎機能障害に伴う萎縮はないか，水腎症はないか，体液貯留の評価.
- 尿所見
  ・FE_{Na}を見て腎前性の要素はどうか，利尿薬を使用している場合にはFEUNを用いる.
  ・円柱所見：赤血球円柱や顆粒円柱など.
- 病歴：薬物内服歴，血圧低下の有無，造影剤使用の有無.

2) 指示

- 透析の可能性があるため，点滴の取る位置を利き手か手背のみにする.
- 血圧の維持：必要時昇圧薬の使用.
- IN/OUTバランス管理：尿道カテーテル挿入時は尿量，抜去時は体重確認.

2 慢性腎機能障害

1) 初期アセスメント

- 原因疾患の確認，透析の現段階での必要性はないか.
- 血圧管理は行えているか.
- コントロールできない浮腫や体重増加がないか.

- 是正が可能な採血検査異常はないか.
  - MBD 管理：Ca/P/PTH.
  - 貧血管理：Hb/Fe/TIBC.
  - アシドーシス管理：HCO_3^-，K 管理，尿酸値管理.

2) 指示
- IN/OUT バランス管理：尿道カテーテル挿入時は尿量，抜去時は体重確認.
- 透析時期の確認.

3 血液透析患者

1) 初期アセスメント
- 透析導入年月日，原疾患.
- 透析アクセスの種類，部位，作成日時.
- 透析条件(透析曜日，透析時間，血液流量，抗凝固薬，ドライウェイトなど).
- 最終透析日と現時点で緊急に透析が必要な状態はないか(高 K 血症，体液過剰など).
- 透析導入予定患者では不均衡症候群発症リスク.
- 食事療法の遵守度(塩分制限，飲水制限，カリウム制限など).

2) 指示
- 透析処方を指示.

4 腹膜透析患者

1) 初期アセスメント
- 緊急血液透析の適応：体液コントロール不良，高カリウム血症など.
- 感染症の合併：腹膜炎，出口部感染症，トンネル感染.
- 腹膜透析処方：CAPD，APD. 透析液の種類，一回注液量，貯留時間.
- 腹膜透析処方は適切か．Kt/V は適正か.
- 残存腎機能の評価：尿量，残存腎 Kt/V など.
- CKD と同じように MBD 管理，貧血管理，血圧管理はしっかりと行えているか.

2) 指示
- 腹膜透析処方の指示.
- IN/OUT バランスや体重の変化の確認.

5 腎移植患者

1) 初期アセスメント
- 現在の内服薬(特に免疫抑制剤:CNI, MMF, ステロイド)はどのくらい飲んでいて,継続する必要性があるか.
- 末期腎不全の原疾患は何か:疾患によって再発率が異なる.
- 画像検査:移植腎の血流はどうか,水腎症はないか,体液貯留の評価.
- 尿所見:拒絶を示唆するような所見や尿中白血球など感染を示唆する所見の評価.
- 病歴:薬物内服歴,血圧低下の有無,造影剤使用の有無.

2) 指示
- 血圧の維持.
- IN/OUT バランスや体重管理.
- CNI の血中濃度の確認.

6 低ナトリウム血症・高ナトリウム血症

1) 初期アセスメント
- バイタルサイン:著明な脱水を示唆する所見はないか.
- 低ナトリウム血症時は高張食塩水を使用する必要性があるか.
  - JCS2桁以上の意識障害,痙攣,循環不全,嘔吐などの重篤症状.
- 尿所見:尿中電解質や尿浸透圧検査はどうか.
- 現在の Na の値から補正の上限値はどこか.
  - 上限は 24 時間で 10 mEq/L,48 時間で 18 mEq/L とする.
- 高ナトリウム時は自由水欠乏の程度を計算する.
  - (体重 × 0.6) × (実測血清 Na/140 − 1)

2) 指示
- 血圧の維持(必要時昇圧薬の使用).
- IN/OUT バランス管理:尿道カテーテル挿入時は尿量,抜去時は体重確認.
- 過補正時の対応.
  - 低ナトリウム血症過補正時:5%ブドウ糖の点滴投与や DDAVP 点鼻投与など.

7 低カリウム血症・高カリウム血症

1) 初期アセスメント

- 緊急透析の適応：高カリウム血症に伴う致死性不整脈，透析患者の高カリウム血症．
- 尿は出ているか．
- 低カリウム血症の際に尿中K，尿中Crなど確認し，尿からのK排泄増加の有無を確認，同時に血液ガス検査も行う．
- 治療プランを決定する．
  - 高カリウム血症：グルコン酸カルシウム投与，グルコースインスリン療法，フロセミド，陽イオン交換樹脂投与（作用時間や半減期も考え投与）．
  - 低カリウム血症：重度の低カリウム血症に伴う有症状例では点滴での治療を行う．原則は経口投与．

2) 指示

- 心電図変化ある場合は，集中治療室でモニター管理．
- IN/OUTバランス管理．
- 低カリウム補正時に高カリウム血症，高カリウム血症補正時に低カリウム血症になりうるため，過補正には注意する．

8 低カルシウム血症・高カルシウム血症

1) 初期アセスメント

- 内服薬の確認．
  - 高カルシウム血症：ビタミンD製剤内服の有無，サイアザイド系利尿薬投与．
- 有症状かどうか．
  - 低カルシウム血症：筋力低下，QT延長所見．
  - 高カルシウム血症：消化器症状や抑うつなどの神経症状．
- 悪性腫瘍合併の有無：健康診断受診歴確認，PTHrP測定．

2) 指示

- 心電図変化ある場合は，集中治療室でモニター管理．
- IN/OUTバランス管理．

9 低リン血症・高リン血症

1) 初期アセスメント

- 腎機能障害はないか．
- 高リン血症の際：高γグロブリン血症や脂質異常症などの偽性

高リン血症はないか.
- 低リン血症の際：薬剤内服はどうか.
  - 腸管からの吸収低下(Al, Mg, Ca 含有製剤, P 吸着薬.
  - 腎からの排泄増加(利尿薬, ビスホスホネート, エストロゲンなど).
  - 薬剤性ファンコニ症候群(テトラサイクリン, バルプロ酸など).
- 低リン血症の際：アルコール多飲はないか(ある場合にはアルコール離脱の予防).
- 尿中リン, 尿中 Cr などでリン排泄の有無.

2) 指示
- 過補正にはならないように過量を行う.

10 腎炎疾患

1) 初期アセスメント
- 腎炎はネフローゼ(蛋白尿主体)か, 腎炎(血尿・腎機能障害主体)か. また, 年齢から予測されうる腎炎は何か.
- 緊急性のある腎炎か.
  - 急速進行性糸球体腎炎(RPGN)や血栓性微小血管障害(TMA)など.
- 腎炎に併存する合併症はないか.
- 免疫抑制薬の治療前に, 感染症の検索(B 型肝炎, C 型肝炎, HIV など)や下肢静脈血栓症の検索はできているか.

2) 指示
- IN/OUT バランス管理, 体重の管理.
- 血圧などが上昇する場合も多いため, バイタルの管理.
- 免疫抑制剤投与に伴う合併症予防.
  - 消化管潰瘍予防, 骨粗鬆症予防, 血糖高値予防など.

(宮内隆政)

9 急性腎障害（AKI）

概念と治療ポイント

急速に腎機能が低下し，さまざまな症状をきたす．迅速な治療によって回復することが多いが，治療の時期を逸すると，血液浄化療法が必要になったり腎障害が遷延し慢性腎臓病に移行したりすることもある．

急性腎障害を呈した患者は，死亡リスクが高く予後不良である．尿量減少や血清 Cr 値の上昇をみたら急性腎障害を疑い，鑑別診断を進めつつ，対症療法ならびに腎保護・腎機能回復を図る．

定義

急速に（時間から日の単位で）腎機能（糸球体濾過値）の急激な低下をきたし，体液恒常性維持が困難となった状態，あるいはその前段階が急性腎障害（acute kidney injury；AKI）である．

AKI は，血清 Cr 値や尿量の変化から定義される（**表 9-1**）．

1 病態生理にもとづく分類（表 9-2）

- 腎前性腎不全：一時的に腎循環が減少した状態．放置すると腎性 AKI に移行する．
- 腎性腎不全：腎実質の器質的異常により糸球体濾過値が低下した状態．
- 腎後性腎不全：尿路閉塞・狭窄による．

2 尿量に基づく分類

- 乏尿性急性腎障害：1 日の尿量が 500 mL 未満．
- 非乏尿性急性腎障害

表 9-1 AKI の定義とステージ分類

AKI の定義		
48 時間以内の Scr ≧ 0.3 mg/dL 上昇		
7 日以内に Scr が基礎値から 1.5 倍以上増加		
尿量低下（<0.5 mL/kg/時）が 6 時間以上持続		
ステージ分類	AKI	尿量
Stage 1 (RISK)	0.3 mg/dL 以上上昇 1.5〜1.9 倍に上昇	0.5 mL/分/時以下が 6 時間
Stage 2 (INJURY)	2 倍＜Cr＜2.9 倍に上昇	0.5 mL/分/時以下が 12 時間
Stage 3 (FAILURE)	Cr＞3 倍に上昇 または Cr ≧ 4.0 mg/dL または RRT 開始	0.3 mL/分/時以下が 24 時間 または無尿が 12 時間
RIFLE 分類 LOSS ：4 週間以上の腎機能の完全な消失		
RIFLE 分類 FAILURE：End-stage kidney disease （末期腎不全．3 か月以上の透析依存）		
※ AKIN 分類では透析導入患者は Stage 3 となる．		

(KDIGO CPG for Acute Kidney Injury. Kidney Int Supple 2012)

表 9-2 急性腎障害の原因

腎前性	体液量減少 血圧低下 腎血流自動調節能の障害（NSAIDs，RA 系阻害薬） 腹部コンパートメント症候群 心不全，肝硬変，ネフローゼ症候群
腎性	尿細管性：虚血性 AKI，腎毒性物質（造影剤など） 血管性 ：糸球体腎炎，血栓性微小血管症（TMA），動脈塞栓 間質性 ：間質性腎炎
腎後性	尿道閉塞 尿管閉塞（両側）

リスク評価

- 高齢者，慢性腎臓病，心不全，肝臓病，糖尿病，腎毒性のある薬剤服用患者．
- 敗血症は循環不全，尿路通過障害のある患者は急性腎障害を発生しやすいので注意する．

発症予防

- 循環動態の維持.
- 体液量の定期的評価と補正.
- 腎毒性のある薬剤の減量・中止.
- 基礎疾患の治療.

鑑別診断と検査の進めかた

1 緊急透析の必要性を判断する
- 症状(高カリウム血症, 肺水腫を伴う体液過剰など)と進行速度から緊急透析の必要性を判断し, 腎臓専門医に連絡する.

2 病歴聴取・腎毒性のある薬物服用の有無を確認する
- 基礎疾患・リスク因子の有無, 既往歴.
- 過去の血清 Cr 値を確認し, 慢性腎臓病の急性増悪かどうか.
- 腎毒性のある薬剤(ヨード造影剤など)使用の有無と投与日.

3 身体診察
- 体液量と循環動態の評価(身体所見, 体重の変化, 血圧, 脈拍).
- 急性期には体重測定と水分出納評価を毎日行う.
- 急性腎障害の原因となる全身疾患を示唆する身体所見の有無.
- 腸管虚血, 閉塞, 大量腹水などで腹腔内圧が上昇(>20 mmHg)すれば, 腎灌流が低下する.
- 尿毒症, 腎不全の合併症による諸症状の有無と程度を評価する.

> **MEMO**
>
> **腹部コンパートメント症候群 abdominal compartment syndrome (ACS)**
>
> 腹腔内大量出血, 後腹膜血腫, 敗血症ショックの大量輸液後の腸管浮腫などによって腹腔内圧(IAP)が上昇し, 呼吸, 循環, 腹腔内臓器などの機能障害をきたした病態で, 放置すると多臓器不全に進展し, 死に至る. IAP は膀胱内圧で代用でき, IAP>20 mmHg かつ新たな臓器障害をきたすものを ACS と診断する[1]. 腎静脈圧迫による腎静脈圧上昇, 心拍出量低下による交感神経系と RA 系亢進による腎動脈収縮などによって急性腎障害の原因となる.

4 緊急検査

1) 血液検査
- BUN, Cr, 血清電解質(Na, K, Cl, Ca, P, Mg, HCO_3^-).

2) 尿検査
- 尿定性, 尿沈渣, 尿蛋白定量, 尿 Cr, 尿電解質, 尿浸透圧.
- 尿円柱があれば腎実質性 AKI を考える.
- 濁った褐色の顆粒円柱 muddy brown granular cast は, 急性尿細管壊死を示唆する.
- 慢性腎臓病と異なり, AKI の初期では尿 Cr 排泄量が低下するため, 尿蛋白/尿Cr 比は実際の尿蛋白量を過大評価する.
- 白血球円柱は, 炎症性または感染性の間質性疾患を示唆する.
- 赤血球円柱は, 糸球体疾患を示唆する.

3) ナトリウム排泄分画(FE_{Na})
- 糸球体で濾過された Na のうち, 尿細管で再吸収されず, 最終尿に排泄された比率を示す.
- $FE_{Na} < 1\%$ は, 腎前性 AKI を示唆する.

$FE_{Na} = CNa/CCr \times 100$
$= 尿 Na \div 尿 Cr \div 血清 Na \times 血清 Cr \times 100$ (%)

4) 尿素排泄分画(FEurea)
- 35% 以下は, 腎前性 AKI を示唆する.

FEurea = 尿 UN ÷ 尿 Cr ÷ BUN × 血清 Cr × 100 (%)

5) 胸部 X 線
- 心拡大, 胸水貯留, 肺水腫の有無と程度.

6) 腹部超音波
- 必ず実施する.
- 腎形態異常(尿路閉塞・水腎症)の有無, 腎サイズ・輝度, 下大静脈径(体液量評価).

5 特殊検査

1) 血尿, 蛋白尿を伴い糸球体腎炎が疑われる場合
- 必要に応じ補体価, ASO, IgA, ANCA, 抗 GBM 抗体, 抗核抗体などを測定する.
- コレステロール塞栓を疑うときは, 好酸球増多の有無, 補体価

を測定する．
- 急速進行性糸球体腎炎などの糸球体疾患が疑われるときは，腎生検を考慮する．

治療方針

1 適切な循環動態の維持
- 腎前性が疑われれば細胞外液製剤を 250〜500 mL 急速補充し，必要に応じ繰り返す．
- 体液量が是正されれば，intake と output が等しくなるよう調整する．
- 体液量過剰が持続すると，腎うっ血により腎障害が悪化する．
- 乏尿のある体液量過剰に対しては，ループ利尿薬を十分量投与する．反応が不良であれば透析療法を考慮する．

処方
1) ラシックス®注　20〜500 mg　静注
   20〜40 mg を静脈内投与し，利尿反応のないことを確認した後，通常，100 mg を静脈内投与する．
   投与後 2 時間以内に，1 時間あたり約 40 mL 以上の尿量が得られない場合には用量を漸増し，その後症状により適宜増減する．
2) ラシックス®注　5〜40 mg/時　持続点滴静注
   1 日量は 1,000 mg までとする．投与速度はフロセミドとして毎分 4 mg 以下とする（添付文書による）．

2 腎後性腎不全では尿路閉塞の解除
- 尿路閉塞解除後に，多尿がみられることは多いが，24 時間以内に改善することが多い．
- 尿量，体重，血圧をモニターし，血清電解質と Cr 値を測定し自由に引水させれば，それ以上の処置は不要なことが多い．
- 閉塞解除後に 200 mL/時間以上の尿が 2 時間以上持続するか，3 L/日以上の多尿を POD と定義する．
- 尿 Na，K 濃度，浸透圧を測定し，尿素利尿なのか Na 利尿かを判断する．
- 尿素利尿であれば自然に改善することが多い．Na 利尿であれ

表 9-3 透析療法の適応 （A, I, U, E, O）

Acidosis	高度，進行性の代謝性アシドーシス
Intoxication	薬物中毒
Uremia	尿毒症による心外膜炎，中枢神経症状（意識レベル低下）
Electrolyte	保存的療法に抵抗性の高カリウム血症，高リン血症など
Overload	利尿薬抵抗性の体液過剰（肺水腫，大量の胸水，全身浮腫）

表 9-4 入院患者への指示セット

項目	指示内容
病棟の一般管理	入院時の身長，体重測定（体重は毎日測定） 水分の出納を測定，記録（intake, output） 食事：塩分 6 g，蛋白質，エネルギー
栄養	エネルギー：20〜30 kcal/kg/日 蛋白投与量： 0.8〜1.0 g/kg/日（異化亢進なく透析も不要） 1.0〜1.5 g/kg/日（透析療法を実施中の患者） 〜1.7 g/kg/日（異化亢進にある持続腎代替療法実施患者）
輸液	腎前性腎不全では初期輸液として細胞外液製剤 循環動態が安定すれば，尿量にあわせた輸液量・組成 無尿の場合はラインキープ目的で 1 日 500 mL
薬剤	中止指示（ACE 阻害薬，ARB，NSAIDs，メトホルミン）
検査	血算（白血球分類も含む） TP, Alb, BUN, Cr, UA, Na, K, Cl, Ca, P, Mg, HCO_3^-，血漿浸透圧 血液ガス分析 随時尿：尿定性，尿沈渣，尿蛋白定量，尿 Cr 定量，尿電解質（Na, K, Cl） 24 時間蓄尿（尿 UN, Cr, Na, K, Cl，尿浸透圧，尿蛋白） HBsAg, HBsAb, HCV 補体（C_3, C_4, CH_{50}），IgG, IgA, IgM, ASO, P-ANCA 画像：胸部 X 線，腹部超音波 心電図

ば病的な POD に発展しやすい・尿浸透圧ないし尿比重が低値ならば尿濃縮力が低下していることを示すので，多尿が持続する場合には，体液量欠乏にならないように時間尿量の 75% を 1/2 生理食塩液で補充することが推奨される．

3 腎性腎不全

- 基礎疾患の治療を行うとともに，腎循環の維持と腎不全合併症の予防・治療を行う．
- 急速進行性糸球体腎炎：ステロイド療法など．
- 血栓性微小血管症（TMA）：原因によっては血漿交換療法が必要．
- 横紋筋融解，腫瘍崩壊症候群：原疾患の治療に加え，十分な補液を行う．

4 合併症の治療

- 高 K 血症，代謝性アシドーシス，体液過剰などには程度に応じた対症療法を行う（108, 141, 235 頁参照）．

5 腎毒性のある薬物の中止，減量

- ACE 阻害薬，ARB，NSAIDs など．
- 尿細管間質性腎炎：被疑薬を中止する．

6 腎排泄性薬物の用量調節

- 腎機能に見合った用量調整，投与間隔調整を行う（228 頁参照）．

7 透析療法の適応を判断する

- 対症療法に抵抗する高 K 血症，代謝性アシドーシス，体液過剰，尿毒症症状，薬物中毒に対し透析療法を行う（**表 9-3**）．
- 開始時期は，基礎疾患，症状の程度，急性腎障害の進行速度を考慮して決定する．
- 治療法選択（間欠的血液透析，持続腎代替療法）は，循環動態によって検討する（238 頁参照）．

8 栄養管理

- 適切な栄養管理を行う（**表 9-4**）．

文献

1) Cheatham ML, et al : Results from the International Conference of Experts on Intra-abdominal Hypertension and Abdominal Compartment Syndrome. II. Recommendations. Intensive Care Med 33 : 951-962, 2007
2) Halbgewachs C, et al : Postobstructive diuresis : pay close attention to urinary retention. Can Fam Physician 61 : 137-142, 2015

〈小松康宏〉

10 造影剤腎症(CIN)

概念と治療ポイント

- ヨード造影剤による腎障害である．
- 一般に腎障害は可逆的で，血清クレアチニン(Cr)値は3～5日後にピークに達し，7～14日後に前値に戻る．
- ごくまれに透析療法が必要になることもある．
- CIN発症は心血管・生命予後と関連するので，CINを発症した患者に対しては慎重なフォローアップを行う．
- 眼科で使用される蛍光造影剤は，ヨード造影剤ではなく投与量もごく少量である．腎障害発症の危険はないと考えられるので，投与量の調整や補液などの予防措置は不要である．

定義と診断

- ヨード造影剤投与後，72時間以内に血清Cr値が前値より0.5 mg/dL以上または25%以上増加した場合を，造影剤腎症 contrast induced nephropathy(CIN)と定義する．
- ただし，ヨード造影剤以外に腎障害をきたす，ほかの原因が明らかな場合を除く．
- 近年は急性腎障害（AKI）の概念と定義が浸透しているので，「造影剤によるAKI(contrast-induced AKI)という呼称が用いられることも多い．この場合には，「48時間以内の血清Crの0.3 mg/dL以上ないし50%以上の増加」と定義されるので，「造影剤腎症」と「造影剤によるAKI」は類似概念であっても同一ではない．
- 造影剤投与後のAKIであっても，造影剤が原因と断定できないことも多い．そのため，米国放射線学会は「造影剤投与後のAKI」post-contrast AKIという呼称も提案している[2]．
- 造影剤を使用した侵襲的な検査・処置（冠動脈造影など）後，1週間以降に血清Cr値が上昇した場合には，コレステロール塞栓

を疑う．
- コレステロール塞栓では，下肢の網状斑，低補体血症，好酸球尿症などを認めることが多い．

リスク評価

1 CIN のリスク因子
- 高齢者，慢性腎臓病，うっ血性心不全，脱水，ループ利尿薬使用，糖尿病，腎毒性のある薬剤服用患者は，CIN を発生しやすいので注意する．

2 GFR 評価
- ヨード造影剤使用前には，直近の血清 Cr 値から推算 GFR を測定する．
- 侵襲的処置（冠動脈造影など）を行う場合には GFR < 60 mL/分/1.73 m^2，それ以外（造影 CT など）では GFR < 45 mL/分/1.73 m^2 が CIN 発症の高リスク患者である．
- これらの患者には，補液による予防措置を行う．

発症予防

1) 腎毒性ある薬剤の中止
- NSAIDs，利尿薬は中止することが望ましい．
- すでに服用中の RA 系阻害薬を中止する必要はないが，新規の使用は避けることが安全である．
- メトホルミンは中止する．CIN 発症リスクを高めることはないが，CIN が発症した場合に重篤な乳酸アシドーシスを生じることがあるからである．

2) 十分な補液を行う
- CIN を予防するため，侵襲的処置（冠動脈造影など）を行う場合には GFR < 60 mL/分/1.73 m^2，それ以外（造影 CT など）では GFR < 45 mL/分/1.73 m^2 の場合に，以下の補液を行う．

(1) 生理食塩液による予防法
- 検査の前後それぞれ 6〜12 時間，生理食塩液を 1 mL/kg/時で点滴静注．

(2) 等張性炭酸水素ナトリウム液
- 検査前 1 時間は 3 mL/kg/時，検査後 6 時間は 1 mL/kg/時で

点滴静注.
  ・扶桑薬品 炭酸水素Na静注1.26％バッグ「フソー」.
- 軽度腎障害患者に対する造影CTでは，検査前後に各1時間，生理食塩液3 mL/kg/時の補液で十分なことも多い.

3) 造影剤の種類と量
- 造影剤投与量は，必要最小量とする．ただし，不十分な量で診断ができなければ本末転倒である．

4) 薬物療法によるCIN予防効果は確立していない
- NAC(N-acetylcystein)，スタチン，アスコルビン酸，プロスタグランジンなどが，CIN発症を予防するというエビデンスは確立していないため，これらの薬剤を予防として投与することは推奨されない．

5) CIN予防としての血液浄化療法は推奨されない
- 血液透析や血液濾過法はヨード造影剤を効率的に除去するが，CIN発症を予防する効果はない．
- 造影剤投与後に，CIN予防目的で血液透析や血液濾過法を行うことは推奨されない．
- 透析患者にヨード造影剤を投与した直後に，透析療法を行う必要はない（溢水，高K血症など透析の適応がないかぎり）．

患者への説明

- ヨード造影剤を使用する検査や処置の前には，合併症の危険と検査・処置の必要性を十分説明し，文書での同意を取得する．
- CINを予防するために検査前後に補液を行うこと，検査後に腎機能のフォローアップ目的で再診が必要になることを説明する．

フォローアップ

1) CINを発症した直後の対応
- 多くは1，2週間後に腎機能が回復する．急性腎障害患者と同様の対応を行う（38頁参照）．

2) 長期的なフォローアップ
- 腎機能が回復せずCKDに移行した場合には，CKD患者に対する一般的な治療を行う（50頁参照）．

- CIN発症は予後不良と関連する．心血管病を有する患者に対しては，基礎疾患に対する薬物療法や生活習慣改善（禁煙など）を積極的にすすめる．

> **MEMO**
> **腎性全身性線維症 nephrogenic systemic fibrosis（NSF）**
> ・重篤な腎障害のある患者にガドリニウム造影剤を投与すると発症する可能性がある．
> ・ガドリニウム造影剤の投与数日から数か月後，時に数年後に皮膚の腫脹や硬化，疼痛などで発症する疾患であり，進行すると四肢関節の拘縮を生じて活動は著しく制限され，重症の場合にはほとんど寝たきり状態となり，死亡することもある．
> ・原則としてガドリニウム造影剤を使用せず，ほかの検査法で代替すべき病態としては，①維持透析を行っている末期腎不全患者，②非透析例で GFR が 30 mL/分/1.73 m^2 未満の慢性腎不全患者，③急性腎障害がある．
> ・やむをえず使用しなくてはならない場合には，患者に危険性を十分に説明したうえで，NSF 発症報告の多いガドリニウム造影剤の使用を避ける．
> ・Gadoteridol（プロハンス®），Gadoterate（マグネスコープ®）による NSF 発症の報告はほとんどない．

文献

1) 日本腎臓学会，日本医学放射線学会，日本循環器学会編：腎障害患者におけるヨード造影剤使用に関するガイドライン 2012．東京医学社，2013
2) American College of Radiology. ACR Manual on Contrast Media. Version 10.2. 2016

（小松康宏）

11 慢性腎臓病(CKD)

概念と治療ポイント

- 慢性腎臓病 chronic kidney disease(CKD)とは，腎臓の障害(蛋白尿など)，もしくは GFR(糸球体濾過量)60 mL/分/1.73 m² 未満の腎機能低下が3か月以上持続する状態である．
- CKD は，心血管疾患(CVD)および末期腎不全(ESKD)発症の重要なリスクファクターである．
- 治療の目的は，末期腎不全への進展抑制と心血管疾患の発症予防である．
- 重症度は，原因(Cause；C)，腎機能(GFR；G)，蛋白尿(アルブミン尿；A)による CGA 分類で評価する(表 11-1)．
- CKD 患者の治療効果判定・予後予測には，GFR の経時的変化(ΔGFR)を評価する．
- GFR の評価には，血清 Cr 値に基づく eGFR(推算 GFR)が有用である．
- 蛋白尿の変化をみるため尿蛋白/尿 Cr 比の推移を評価する．
- CKD 患者には，まず生活習慣の改善(禁煙，減塩，肥満の改善など)を行う．
- 腎機能保護，CVD 予防には血圧コントロールが重要である．
- CKD 患者の血圧の管理目標は 130/80 mmHg 未満である．
- 糖尿病患者ならびに蛋白尿(0.15 g/gCr 以上)を有する患者の降圧薬は RA 系阻害薬を第一選択とする．
- 腎性貧血，CKD-MBD(骨ミネラル代謝異常)，電解質異常(高 K 血症，代謝性アシドーシス)，高尿酸血症などの合併症の治療を行う．
- 腎代替療法(透析・腎移植)が必要になると予想される患者に対しては，腎代替療法の選択肢に関する情報を提示するとともに，患者の意向，生活スタイルを考慮した治療準備を進めていく．

表 11-1 CKD の重症度分類

原疾患	蛋白尿区分		A1	A2	A3
糖尿病	尿アルブミン定量 (mg/日) 尿アルブミン/Cr 比 (mg/gCr)		正常 30 未満	微量アルブミン尿 30～299	顕性アルブミン尿 300 以上
高血圧 腎炎 多発性囊胞腎 移植腎 不明 その他	尿蛋白定量(g/日) 尿蛋白/Cr 比 (g/gCr)		正常 0.15 未満	軽度蛋白尿 0.15～0.49	高度蛋白尿 0.50 以上
GFR 区分 (mL/分/1.73 m^2)	G1	正常または高値	≧ 90		
	G2	正常または軽度低下	60～89		
	G3a	軽度～中等度低下	45～59		
	G3b	中等度～高度低下	30～44		
	G4	高度低下	15～29		
	G5	末期腎不全 (ESKD)	< 15		

重症度は原疾患・GFR 区分・蛋白尿区分を合わせたステージにより評価する. CKD の重症度は死亡, 末期腎不全, 心血管死亡発症のリスクを■のステージを基準に, ■, ■, ■の順にステージが上昇するほどリスクは上昇する(KDIGO CKD guideline 2012 を日本人用に改変).

(CKD 診療ガイド 2012, p3, 表 2 より)

- CKD 患者には腎障害性の薬物投与を避ける. 腎排泄性の薬剤は, 腎機能に応じて減量や投与間隔の延長を行う.

定義と診断

- 下記のいずれか, または両方が 3 か月以上持続する.
  - 尿異常, 画像診断, 血液, 病理で腎障害の存在が明らかな場合(特に蛋白尿の存在が重要).
  - GFR < 60 mL/分/1.73 m^2.
- なお, 腎機能悪化の程度(GFR 値および蛋白尿量)をもとに重

症度分類(**表 11-1**)を用い,診療方針を決定する.
推算 GFR 式(単位は mL/分/1.73 m²)

男性:eGFRcreat = 194 × Cr$^{-1.094}$ × 年齢$^{-0.287}$
　　　eGFRcys = (104 × Cys-C$^{-1.019}$ × 0.996^{年齢}) − 8
女性:eGFRcreat = 194 × Cr$^{-1.094}$ × 年齢$^{-0.287}$ × 0.739
　　　eGFRcys = (104 × Cys-C$^{-1.019}$ × 0.996^{年齢} × 0.929) − 8

- るいそうまたは下肢切断者などの筋肉量の極端に少ない場合には,血清シスタチン C の推算式がより適切.
- 外国人では CKD-EPI 式が有用である(264 頁).

鑑別診断と検査の進め方

- 健診などで血清 Cr 値・eGFR の異常,尿所見の異常,画像診断での腎形態異常を発見され,腎臓内科に紹介されることが多い.
- 尿所見異常に関しては 149 頁参照.原因疾患の鑑別,治療の必要性を判断する.
- 血清 Cr 値・eGFR の異常では,CKD なのか,急性腎障害・急速進行性糸球体腎炎なのかの鑑別を行う.
- 可能なかぎり前医や過去の健診データを入手し,eGFR の経時的変化(ΔGFR)を判断する(eGFR のグラフを作成.243 頁参照).
- 初診時にそれまでの経過が不明なときは 1 週間以内に再検し,急性腎障害を除外する.
- 成人発症の慢性糸球体腎炎も多いので,健診などで検尿異常の既往を聴取する.
- 高血圧,糖尿病,脂質異常症の既往と治療歴を聴取する.
- 腎不全を含めた家族歴を聴取する.
- 服薬歴,腎毒性物質への曝露歴を聴取する.NSIADs の連用,ビタミン D・Ca 製剤,抗菌薬,降圧薬(特に RA 系阻害薬)など腎障害・腎機能低下の原因となる薬物服用歴を確認する.
- 皮疹(紫斑,紅斑など),関節所見,肝脾腫の有無,血管雑音など二次性疾患の所見を見逃さない.
- 尿所見に乏しい疾患として囊胞腎,腎硬化症,間質性腎炎,痛風腎などがある.

- 二次性疾患の鑑別と確定診断には，腎生検による組織診断を行う．
- CKD における腎生検適応の目安は，持続する蛋白尿・血尿，尿蛋白尿 ≧ 0.5〜1 g/日，急速な腎機能低下や貧血を伴う検尿異常，外科的要因を除く肉眼的血尿などである（尿異常・腎生検，149 頁参照）．
- 加齢に伴い GFR が低下する．高齢者では eGFR<60 mL/分/1.73 m² に該当するからといって，治療や定期通院が必要とは限らない．70 歳以上では eGFR<40 mL/分/1.73 m² を腎臓専門医への紹介基準としてよい．
- それ以上であっても 3 か月以内に 30％以上の腎機能低下があった場合，専門医に紹介する．
- 成人に多い腎疾患を**表 11-2** に示す．
- 腎臓専門医への紹介基準を**表 11-3** に示す．

診断に必要な検査

- 身長，体重，血圧測定，身体診察．
- 腹部エコー．
- BUN，Cr，β_2 ミクログロブリン，シスタチン C，eGFR（初診時にそれまでの経過が不明なときは 1 週間以内に再検し，急性腎障害を除外する）．
- 電解質（Na，K，Cl，Ca，P，Mg，HCO_3^-）．
- 血清総蛋白，血清アルブミン．
- 血算．
- 尿検査（尿沈渣，尿蛋白/尿Cr 比を含む）．
- 全身性疾患，慢性糸球体腎炎を疑ったら必要に応じ：IgG，IgA，IgM，血清補体価，抗 GBM 抗体，ANCA，ANA．
- 肝炎ウイルス：HBs 抗体，HBc 抗体，HCV 抗体．
- アミロイドーシス，多発性骨髄腫を疑ったら：血清・尿免疫電気泳動．

治療方針

- 腎不全の進行抑制，心血管疾患の発症予防を念頭にかかりつけ医と連携し定期的フォローアップを行う．

表 11-2 成人に多い腎疾患

	一次性	二次性	遺伝性・先天性
糸球体疾患	IgA腎症 膜性腎症 微小変化型ネフローゼ症候群 巣状分節性糸球体硬化症 半月体形成性腎炎 膜性増殖性糸球体腎炎	糖尿病性腎症 ループス腎炎 顕微鏡的多発血管炎 (ANCA関連血管炎) 肝炎ウイルス関連腎症	良性家族性血尿 Alport症候群 Fabry病
血管性疾患		高血圧性腎症(腎硬化症) 腎動脈狭窄症(線維筋性形成異常,大動脈炎症候群,動脈硬化症) コレステロール塞栓症 腎静脈血栓症 虚血性腎症	
尿細管間質疾患	慢性間質性腎炎	痛風腎 薬剤性腎障害	多発性嚢胞腎 ネフロン癆

(CKD診療ガイド 2012, p30, 表12より)

表 11-3 腎臓専門医への紹介が望ましい基準

1) 尿蛋白 0.5 g/gCr 以上,または検尿試験紙で尿蛋白 2+以上
2) 蛋白尿と血尿がともに陽性(1+以上)
3) 40歳未満　　　　　　GFR < 60 mL/分/1.73 m^2
　 40歳以上70歳未満　　GFR < 50 mL/分/1.73 m^2
　 70歳以上　　　　　　GFR < 40 mL/分/1.73 m^2

- 腎臓専門外来では,血圧,体重測定,蛋白尿(尿蛋白/Cr比),血液検査〔BUN,Cr,電解質(Ca, P, HCO_3^-を含む),脂質,血糖血算,iPTHなど〕,eGFR,ΔeGFR,心血管疾患リスクの評価を行うとともに,血圧管理,血糖管理,肥満予防,禁煙など生活習慣病の是正を行う.
- 腎障害性の薬物服用の有無も聴取する.
- CKDの病期に応じ,CKD合併症の治療,腎代替療法の選択準備を行う.

- 腎臓専門医受診の間隔は病期,腎不全低下速度,腎不全合併症の程度に応じて調整する.
- 高齢者のCKD管理には,特別な配慮が必要である(57頁参照).

治療の実際(図11-1)

1 血圧管理

- 降圧療法の意義はCKD進行抑制,CVD発症や死亡リスク軽減.
- 降圧目標は,診察室血圧130/80 mmHg未満(糖尿病ないし蛋白尿陽性),140/90 mmHg未満〔糖尿病(-)かつ蛋白尿(-)〕とする.
- 血圧管理は家庭血圧も参考にする.
- 朝の家庭血圧測定は起床後1時間以内,排尿後,座位1~2分の安静後,服薬前,朝食前.
- 晩の血圧測定は就床前,座位1~2分の安静後とする.
- 糖尿病や蛋白尿(≥ 0.15 g/gCr)を呈するCKD患者では,RA系阻害薬を第一選択とする.
- 正常蛋白尿(蛋白尿< 0.15 g/gCr)の糖尿病非合併CKD患者では,降圧薬の種類を問わない.
- 動脈硬化が高度の患者や高齢者では,過度の降圧や脱水時に腎灌流圧の低下から急性腎障害を生じやすい.Ca拮抗薬を第一選択とする.
- 高齢CKD患者の降圧目標は150/90 mmHg未満とする.
- RA系阻害薬,利尿薬の投与開始後はeGFR,血清Kを2週間~1か月以内にモニターする.投与開始3か月後までの時点で前値の30%未満の低下は許容される.
- eGFRが30%以上低下する場合,血清Kが5.5 mEq/L以上の場合には該当の降圧薬の減量・中止を検討する.
- 降圧薬服用に関する患者教育を行う.脱水の危険があるとき(食事摂取低下,嘔吐・下痢,発熱など)には降圧薬を中止し,速やかに受診するように患者に指導する.

2 腎性貧血

- GFR<45 mL/分/1.73 m^2 程度から腎性貧血が出現する.
- GFRの軽度低下でも尿細管間質障害が高度ならば,腎性貧血

11 慢性腎臓病（CKD）

```
糖尿病合併 CKD，軽度以上の蛋白尿を呈する糖尿病非合併 CKD
                    │
                    ▼
           第一選択薬
【RAS 阻害薬（ARB, ACE 阻害薬）】
●すべての CKD ステージにおいて投与可能．
●ただし，CKD ステージ G4, G5，高齢者 CKD では，まれに投与開始
  時に急速に腎機能が悪化したり，高 K 血症に陥る危険性があるので，
  初期量は少量から開始する．
●降圧が認められ，副作用がない限り使い続ける．
```

CVD ハイリスク，Ⅲ度高血圧	体液過剰（浮腫）

第二選択薬

長時間作用型 Ca 拮抗薬	サイアザイド系利尿薬
●すべての CKD ステージにおいて投与可能	●原則 CKD ステージ G1～G3（CKD ステージ G4～G5 ではループ利尿薬との併用可）
●尿蛋白減少効果のある Ca 拮抗薬を考慮	**長時間作用型ループ利尿薬** ●CKD ステージ G4～G5

第三選択薬

利尿薬	長時間作用型 Ca 拮抗薬

```
             正常蛋白尿の糖尿病非合併 CKD
```

降圧薬の種類を問わないので，患者の病態に合わせて降圧薬を選択
RAS 阻害薬（ARB, ACE 阻害薬）
●すべての CKD ステージにおいて投与可能．
●ただし，CKD ステージ G4, G5，高齢者 CKD では，まれに投与開始時に急速に腎機能が悪化したり，高 K 血症に陥る危険性があるので，初期量は少量から開始する．
長時間作用型 Ca 拮抗薬
●すべての CKD ステージにおいて投与可能．
●CVD ハイリスク，Ⅲ度高血圧症例に考慮．
利尿薬
●体液過剰（浮腫）症例に考慮．
（サイアザイド系利尿薬）
●原則 CKD ステージ G1～G3（CKD ステージ G4～G5 ではループ利尿薬との併用可）．
（長時間作用型ループ利尿薬）
●CKD ステージ G4～G5．
そのほかの降圧薬
●β遮断薬，α遮断薬，中枢性交感神経遮断薬など．
●降圧薬の単独療法あるいは 3 剤までの併用療法にて降圧が認められ，副作用がない限り使い続ける．

図 11-1 CKD 合併高血圧に対する降圧薬の選択
これまでのステップで，降圧目標が達成できなければ専門医へ紹介

(CKD 診療ガイド 2012, p67, 図 34 より)

- が出現することがある．貧血があるにもかかわらず血中エリスロポエチン濃度が 50 mIU/mL ならば，腎性貧血と診断できる．
- 鉄欠乏がある場合には，エリスロポエチン産生刺激製剤（ESA）使用前に鉄剤を補充する．
- ESA を使用していない症例では，血清フェリチン濃度＜50 ng/mL であれば鉄欠乏と判断する．
- ESA 投与下で目標 Hb 値が維持できない患者において，血清フェリチン 100 ng/mL 未満かつトランスフェリン飽和度（TSAT）20% 未満の場合，鉄補充療法を行う．
- ESA 投与下で，鉄利用率を低下させる病態（炎症など）が認められない場合に，血清フェリチン値が 100 ng/mL 未満または TSAT が 20% 未満の場合に鉄補充療法を考慮する．
- 経口鉄剤は 100（105）〜200（210）mg/日を投与する．
- 静注鉄剤は，非血液透析患者では通院時に 40〜80 mg をゆっくり投与する．
- 血液透析患者には 40 mg を週 1 回，透析終了時にゆっくり投与する．
- 静注鉄剤は，貧血改善効果の確認と鉄評価を行いながら 13 回投与を区切りとし，鉄過剰にならないよう注意する．

1）ESA 補充の実際
（1）非血液透析患者（保存期・腎臓移植・腹膜透析）
- Hb 値が複数回の検査で 11 g/dL 未満になった時点で，ESA 補充を開始する．
- 目標 Hb 値は 11〜13 g/dL で管理する．重篤な心血管疾患の既往・合併があれば，Hb 値 12 g/dL を超えないようにする．

処方

下記のいずれかを用いる．
- ネスプ®注
  初回：1 回 30 μg を 2 週に 1 回．皮下注または静注
  維持：1 回 30〜120 μg を 2 週に 1 回．皮下注または静注
  2 週に 1 回投与で貧血改善が維持されている場合には，その時点での 1 回投与量の 2 倍量を開始用量として，4 週に 1 回投与に変更し，4 週に 1 回 60〜180 μg を皮下または静注

- ミルセラ®注
  初回：1回25μgを2週に1回．皮下注または静注
  維持：1回25〜250μgを4週に1回．皮下注または静注

(2) 血液透析患者

- Hb 値が複数回の検査で 10 g/dL 未満となった場合に ESA 補充を開始する．
- 血液透析患者では，Hb 値は 10〜12 g/dL までの間で管理する．

処方

下記のいずれかを用いる．
- エポジン®注またはエスポー®注
  初回：1回1,500 IU，透析終了時に静注．週3回から開始
  1回3,000 IU まで増量可
  維持：1回750〜3,000 IU
- ネスプ®注
  初回：週1回20μgを透析終了時に静注
  維持：週1回15〜60μgを透析終了時に静注．週1回投与で貧血改善が維持されている場合には，その時点での1回の投与量の2倍量を開始用量として，2週に1回投与に変更し，2週に1回30〜120μgを静注
- ミルセラ®注
  初回：1回50μgを2週に1回静脈投与
  維持：1回25〜250μgを2〜4週に1回静脈投与

3 CKD に伴う骨ミネラル代謝異常（MBD）

- CKD 患者における骨ミネラル代謝異常分 mineral and bone disorder(MBD)は，腎性骨異栄養症に加えて，血管の合併症を含む生命予後に影響する全身性疾患（CKD-MBD）として捉える．
- CKD ステージ G3a より，血清 P，Ca，PTH，ALP のモニターを行い，基準値内に維持するよう適切な治療を行う．
- 保存期，透析期ともに血清 P，Ca 値を管理するのが基本である．
- 血清 Ca 値は，低アルブミン血症の場合には補正値を指標に用いる．

$$\text{補正 Ca(mg/dL)} = \text{血清 Ca(mg/dL)} + [4 - \text{血清 Alb 値(g/dL)}]$$

CKD-MBD における Ca と P の管理目標（表 11-4）

1) 保存期
(1) 高 P 血症
- 食事療法が基本であるが，血清 P が正常値を超えるときには P 吸着薬を用いる．

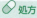 処方

下記のいずれかを用いる．
- リオナ®錠（250 mg）　1 回 2 錠　1 日 3 回
- キックリン®カプセル（250 mg）　1 回 2 カプセル　1 日 3 回　毎食前
- ホスレノール®チュアブル錠（250 mg）　1 回 1 錠　1 日 3 回
- カルタン®錠（500 mg）　1 回 1 錠　1 日 3 回*

＊炭酸カルシウム（カルタン®など）を使用時には，高 Ca 血症や血管石灰化を起こさないように注意する．

(2) 低 Ca 血症，二次性副甲状腺機能亢進症

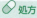 処方

下記のいずれかを用いる．
- アルファロール®カプセル　1 回 0.25〜0.5 μg　1 日 1 回
- ロカルトロール®カプセル　1 回 0.25 μg　1 日 1 回

2) 透析期
- 日本透析医学会から CKD-MBD 管理のアルゴリズムが提唱されているので参考にする（図 11-2）．

表 11-4　K/DOQI ガイドラインに示された骨ミネラル代謝マーカーの管理目標値

CKD ステージ	P (mg/dL)	補正 Ca (mg/dL)	iPTH (pg/mL)
3	2.7〜4.6	各測定施設の正常値	35〜70
4	2.7〜4.6	各測定施設の正常値	70〜110
5	3.5〜5.5	8.4〜9.5	150〜300

（エビデンスに基づく CKD 診療ガイドライン 2009，p83 より）

(1) 高 P 血症

処方

下記のいずれかを用いる.
- リオナ®錠(250 mg)　1回2錠　1日3回
- ピートル®チュアブル錠(250 mg)　1回1錠　1日3回
- レナジェル®錠(250 mg)　1回4錠　1日3回
- キックリン®カプセル(250 mg)　1回2カプセル　1日3回
- ホスレノール®チュアブル錠(250 mg)　1回1錠　1日3回
- カルタン®錠(500 mg)　1回1錠　1日3回

(2) 二次性副甲状腺機能亢進症

- iPTH の管理目標は 60〜240 pg/mL とする.

処方

下記のいずれかを用いる.
- オキサロール®注　1回5 μg　毎透析後に静注
- ロカルトロール®注　1回1 μg　毎透析後に静注
- フルスタン®錠(0.3 μg)　1回1錠　1日1回
- レグパラ®錠(25 mg)　1回1錠　1日1回夕食後
- パーサビブ®静注透析用 5 mg
  1回5 mg を開始用量とし週3回, 透析終了時の返血時に透析回路静脈側に注入. 以後は PTH, 血清 Ca 濃度の十分な観察のもと, 1回 2.5〜15 mg の範囲内で用量を調整し, 週3回, 透析終了時の返血時に投与

*：レグパラ, パーサビブは血中 Ca の低下作用を有するので, 血清 Ca 濃度が低値でないこと(目安としてレグパラは 9.0 mg/dL 以上, パーサビブは 8.4 mg/dL 以上)を確認して, 投与を開始する.

4 代謝性アシドーシス

- 代謝性アシドーシスの持続は, 筋肉の異化や骨吸収の亢進を起こす.
- 代謝性アシドーシスと腎不全進行には関連がある. 代謝性アシドーシスの補正が腎不全進行を抑制することが期待されている.
- 蛋白質の過剰摂取は酸の産生を増加させるので, 蛋白制限食は代謝性アシドーシスの改善にも有用である.
- 薬物療法としてはアルカリ補充を行う. 血清 HCO_3^- 濃度 20

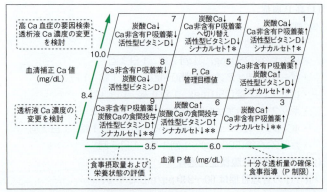

図 11-2 P，Ca の治療管理法「9 分割図」
〔慢性腎臓病に伴う骨・ミネラル代謝異常の診療ガイドライン．透析会誌 45 (4)：301-356，2012 より〕

mEq/L 以上を目標とする．
- 炭酸水素 Na は，塩化 Na に比べて血圧上昇は少ない．

処方

- ウラリット®配合錠（クエン酸 K，クエン酸 Na 水和物配合製剤）
  原則として成人 1 日量 12 錠を 3〜4 回に分けて経口投与．
  患者の状況に応じ適宜増減
  K を含むので腎機能障害のある患者では慎重投与となっている．CKD の初期で，血清 K 値が良好にコントロールされている患者に対して用いることができる
- 炭酸水素 Na 末　1 日 1〜3 g　2〜3 回に分けて投与
- 重曹錠（500 mg）　1 日 3〜6 錠　2〜3 回に分けて投与

5 高 K 血症

- 薬物（RA 系阻害薬など）や食事での K 摂取過剰による高 K 血症に注意する．
- 食事療法で K 含有量の多い食品を避けるよう指導する．
- 高血圧や浮腫が認められれば少量のサイアザイドまたはループ利尿薬を考慮する．
- 陽イオン交換樹脂を使用する場合には，便秘をきたさぬよう少量から開始する．血清 K 値により適宜増減する．

◇処方
カリメート®ドライシロップ　1日1〜3包　1〜3回に分けて投与

6 食事療法
- 食塩摂取量の基本は，3 g/日以上6 g/日未満である．
- 摂取エネルギー量は，性別，年齢，身体活動レベルで調整するが，25〜35 kcal/kg 体重/日が推奨される．
- 肥満症例では体重に応じて 20〜25 kcal/kg 体重/日を指導してもよい．
- 蛋白質摂取量は，CKD ステージ G1，G2 は，過剰にならないように注意する．
- ステージ G3 では，0.8〜1.0 g/kg 体重/日の蛋白質摂取を推奨する．
- ステージ G4，G5 では，蛋白質摂取を 0.6〜0.8 g/kg 体重/日に制限することにより，腎代替療法(透析，腎移植)の導入が延長できる可能性があるが，実施に当たっては十分なエネルギー摂取量確保と，医師および管理栄養士による管理が不可欠である．
- 24 時間蓄尿による食塩摂取量，蛋白質摂取量の評価を定期的に実施することが望ましい．

6 生活習慣の改善
- 肥満の是正に努める(BMI < 25 を目指す)．
- 禁煙は，CKD の進行抑制と CVD の発症抑制のために必須である．
- 適正飲酒量はエタノール量として，男性では 20〜30 mL/日(日本酒 1 合)以下，女性は 10〜20 mL/日以下である．

7 高齢 CKD 患者に対する配慮点
- 高齢者は，個々人の多様性が非高齢者よりも大きい．診療ガイドライン作成のもとになっているエビデンスの多くは，非高齢者を対象とした研究に基づいている．標準医療を理解したうえでの，個別化医療の実践が重要である．
- 診療に当たっては QOL の維持・向上，苦痛緩和を重視する．

1) 後期高齢者 CKD ステージ G3b〜5 患者の血圧管理
- 糖尿病合併の有無にかかわらず，末期腎不全への進展を抑制し心血管疾患の合併を抑制するため，収縮期血圧を 150 mmHg

未満に緩徐に降圧する.
- ほかの合併症やフレイルにより全身状態における個体差が大きいことから,降圧目標の上限値は目安として担当医の判断で柔軟に降圧治療を行う.
- 降圧治療による過剰な血圧低下は生命予後を悪化させるため,収縮期血圧が 110 mmHg 未満に低下する場合や,めまい,ふらつきなどの症状が出現する場合には,降圧薬の減量もしくは中止を考慮する.
- 後期高齢者の脱水や虚血に対する脆弱性を考慮すると,降圧薬療法の第一選択として,またほかの降圧薬の効果不十分な場合の併用薬としては,RA 系阻害薬や利尿薬に比較し腎血流を低下させるリスクが少ないことから,Ca 拮抗薬が望ましい.

2) 後期高齢者 CKD ステージ G3b～5 患者に対する食事療法

- 後期高齢 CKD 患者に対する,食事蛋白質制限の腎不全進展抑制効果に関するエビデンスは不十分である.患者個々の,身体状況,栄養状態,身体機能,精神状態,生活状況を総合的に勘案して,その要否を判断する必要がある.
- eGFR を中心とした腎機能評価に基づいて,一律に蛋白質制限を行うことは勧められない.
- 実施に当たっては 0.6～0.8 g/kg 体重/日が目標となるが,患者個々の状態を定期的に評価しつつ,必要に応じて重曹,P 吸着薬,K 吸着薬などを適切に使用し,アシドーシス,高 P 血症,高 K 血症の是正を心がける.
- 過剰な蛋白質制限は,サルコペニアなどを介して QOL 低下や生命予後悪化にもつながる可能性がある.

8 腎代替療法の選択説明

- 腎代替療法が避けられないことを患者が理解し,受け入れること,そのうえで患者の生活スタイル,人生観,価値観に合致する選択を決定することは難しいことである.
- 腎代替療法を安全・円滑に開始する,あるいは腎代替療法を選択せず支持療法を適切に行うためには,末期腎不全の症状,自然経過,腎代替療法の選択肢について,患者・家族が十分に理解していることが必要である.
- 腎代替療法の選択決定は医療者,患者,家族が十分に時間をか

表 11-5　Shared Decision Making を進めるために話し合う内容

- 腎代替療法を開始しない場合の予想される症状，合併症，予後
- 治療の選択肢
- 治療選択肢の有益性と危険性
- 治療選択肢の有益性，危険性が患者に与える影響の程度．患者の生活・就労・家族環境，価値観，人生観などの情報
- 患者が決定するために必要な情報を十分理解したか．ほかに聞きたい情報があるか

けて進める共同のプロセス，Shared Decision Making である（表 11-5）．オスラーの言葉"医療の実践は科学に基づくアートである"がまさに当てはまる．

- CKD ステージ G4(GFR 15〜30 mL/分/1.73 m^2) に至った時点で，血液透析，腹膜透析，腎移植に関する準備のための情報提供を，本人および家族に行うことが望ましい．
- ただし，eGFR の低下速度は症例により異なる．腎不全進行速度が速い患者では，CKD ステージ G5 より早期の段階から腎代替療法の準備が必要となることもある．
- 反対に，腎不全の進行速度がきわめて緩徐な後期高齢者で，期待余命が透析導入予測日以前の場合には，不安を招かないような配慮も必要である．
- 情報提供の時期，内容，方法については患者との信頼関係，患者の理解度，人生観，価値観，生活環境，医学的背景などを考慮して対応する．
- 患者への適切な情報提供と患者が自己決定を行う際の支援は，医師単独で進めるのではなく医療チーム全体で行う．
- 日本透析医学会の「維持血液透析の開始と継続に関する意思決定プロセスについての提言」，米国腎臓専門医協会の「適切な透析開始・中止に関する共同の意思決定．診療ガイドライン」などを参考にする．

フォローアップのポイント

- CKD は心血管イベントのハイリスク患者であり，腎機能のフォローアップと同時に，これらのリスクについても留意する．

文献

1) 日本腎臓学会編:CKD 診療ガイド 2012,2012
2) 山縣邦弘:平成 26 年度厚生労働科学研究委託事業.CKD ステージ G3b～5 患者のための腎障害進展予防とスムーズな腎代替療法への移行に向けた診療ガイドライン 2015
3) 日本透析医学会.「維持血液透析の開始と継続に関する意思決定プロセスについての提言」
4) RPA Shared Decision Making in the Appropriate Initiation of and Withdrawal from Dialysis. Clinical Practice Guideline 2nd edition. 2010

〔瀧 史香〕

12 血液透析患者（導入・合併症）

血液透析導入

概念と治療ポイント

- 末期腎不全に対しての治療の選択は，透析療法導入か腎臓移植である．
- 担当医は保存期腎不全診療の時期より，計画的に段階を踏んで，十分に時間をかけて患者と患者家族に治療の必要性と危険性を説明し，安全に治療が開始できるように，計画的に準備を行う必要がある．
- どちらの治療方法も希望されない場合は，患者に透析または腎臓移植を行わなかった場合に生じる生命の危険について十分に説明を行う．
- 治療方針について腎臓専門医・看護師より患者のみならず，患者家族を交えて検討すべきである．

定義と診断

透析導入のタイミング：2013年血液透析導入ガイドライン

- 透析導入時期の判断は，十分な保存的治療を行っても，進行性に腎機能の悪化を認め，GFR < 10 mL/分/1.73 m^2 になった時点で透析導入の必要性が生じてくる．
- ただし実際の透析導入は，腎不全症候，日常生活の活動性，栄養状態を総合的に判断し，それらが透析療法以外に回避できないときに決定する（表12-1, 2）．
- 腎不全症候がみられても，GFR < 8 mL/分/1.73 m^2 まで保存的治療での経過観察が可能であれば，血液透析導入後の生命予後は良好である．
- ただし腎不全症候がなくとも，透析後の生命予後の観点からGFR 2 mL/分/1.73 m^2 までには，血液透析を導入することが望

ましい.

表 12-1 腎不全症候

体液異常	高度の低 Na 血症,高 K 血症,低 K 血症,高 P 血症,代謝性アシドーシス
消化器症状	食欲不振,悪心・嘔吐,下痢
循環器症状	心不全,不整脈
神経症状	中枢神経障害:意識障害,不随意運動,睡眠障害 末梢神経障害:かゆみ,しびれ
血液異常	高度の腎性貧血,出血傾向
視力障害	視力低下,網膜出血症状,網膜剝離症状
家庭生活*	家事,食事,入浴,排泄,外出などの支障がある
社会生活*	通勤・通学,通院の支障

*透析導入期に出現する日常生活の活動度低下.

表 12-2 透析導入適応の基準(厚生省科学研究,1992 年)

症状・所見	水の貯留(むくみ・胸に水が溜まる) 酸塩基電解質異常(高カリウム血症,酸の貯留) 消化管の症状(吐き気・嘔吐・食欲不振) 心臓の症状(呼吸困難・息切れ・心不全・著明な高血圧) 神経の症状(意識混濁・けいれん・しびれ) 血液の異常(貧血・出血が止まりにくい) 目の症状(目がかすむ) このうち 3 つ以上の症状 = 30 点,2 つの症状 = 20 点, 1 つの症状 = 10 点
腎機能	持続的に血清 Cr 8 mg/dL 以上 (あるいは CCr 10 mL/分以下)= 30 点 血清 Cr 5〜8 mg/dL(あるいは CCr 10〜20 mL/分未満)= 20 点 血清 Cr 3〜5 mg/dL 未満 (あるいは CCr 20〜30 mL/分未満)= 10 点
日常生活の 障害の程度	起床できない:高度 = 30 点 著しい制限:中等度 = 20 点 運動・労働ができない:軽度 = 10 点

※点数の合計が 60 点以上が透析導入が必要な状態.
※10 歳以下または 65 歳以上の高齢者,または糖尿病,膠原病,動脈硬化疾患など全身性血管合併症の存在する場合は 10 点を加算する.
※小児においては血清 Cr を用いないで CCr を用いる.

リスク評価

低心機能患者
- シャント作成が心臓負荷となり，心不全を増悪させることがある．
- 透析導入予定患者に対し，VA(vascular access)作成前に心臓超音波検査を行い，心機能の評価を行う必要がある．
- 低心機能患者のVA作成時には，循環器専門医にシャント作成を行えるか確認を行い，VAの種類の選択を行う．
- VAの種類と心負荷の関係を以下に示す．

心負荷大	AVG > AVF >	動脈表在化・パーマネントカテーテル	心負荷小

透析導入までの準備

1 VA作成（表12-3）
- AVF，AVGのいずれにおいても，作成後血管穿刺が可能な状態になるまで，数週間の経過観察が必要である．
- 透析導入後の生命予後の観点からは，透析導入の少なくとも1か月以上前のAVF，AVGの作製が望ましい．

表12-3 VAの種類と穿刺までの期間

AVF	2週間
AVG	3週間*
動脈表在化	2〜3週間
パーマネントカテーテル	即日使用可能

*一部作成直後から穿刺が可能なAVGあり．

2 社会福祉制度の説明
1) 身体障害者手帳申請（表12-4）
- 身体障害者であることを証明するもので，障害の種別・等級に応じて国，都道府県，市町村でさまざまな福祉サービスを利用できる．慢性腎臓病の病態により身体障害の申請ができる．

表 12-4 身体障害申請等級別基準項目

等級	資格取得項目
1級	内因性クレアチニンクリアランス値 10 mL/分未満, または血清クレアチニン濃度が 8.0 mg/dL 以上 かつ自己の身辺の日常生活活動が著しく制限されるか, または血液浄化が治療を必要である, もしくは極めて近い将来に治療が必要となるもの
3級	内因性クレアチニンクリアランス値 10 mL/分以上, 20 mL/分未満, または血清クレアチニン濃度が 5.0 mg/mL 以上, 8.0 mg/mL 未満, かつ家庭内での極めて温和な日常生活活動には支障がないが, それ以上の活動は著しく制限されるか, または下記の症状*のいずれか2つ以上の所見があるもの
4級	内因性クレアチニンクリアランス値 20 mL/分以上, 30 mL/分未満, または血清クレアチニン濃度が 3.0 mg/dL 以上, 5.0 mg/dL 未満, かつ家庭内での普通の日常生活活動もしくは社会での極めて温和な日常生活活動には支障はないが, それ以上の活動は著しく制限されるか, または下記の症状*のうちいずれか2つ以上の所見のあるもの

*腎不全に基づく末梢神経症, 腎不全に基づく消化器症状, 水分電解質異常, 腎不全に基づく精神異常, X線写真所見における骨異栄養症, 腎性貧血, 代謝性アシドーシス, 重篤な高血圧症, 腎疾患に直接関連するその他の症状.
※腎臓病で2級の申請はない.

2) 特定疾病療養受療証

- 人工透析を必要とする慢性腎不全患者に対し, 健康保険の高額療養費制度で, 自己負担限度額を1医療機関あたり月額1万円(高額所得者は2万円)とする制度.
- 人工透析治療に対してのみ有効で, 複数の医療機関で治療を受けた場合は, 医療機関ごとに自己負担限度額(1万円)を負担する.

3 維持透析病院の決定

- 患者の居住地をもとに今後の通院透析クリニックを決定.
- 高齢者または1人での通院が困難な患者に対しては, 通院用の送迎バスがある透析クリニックの選択.
- 介護保険申請・ケアマネージャー・ヘルパー導入なども検討する必要がある.

治療方針

透析導入方法
- 透析導入時は,不均衡症状(透析施行により生じる,頭痛,嘔気などの症状の出現)を生じないように,透析効率を下げ,緩徐に透析を開始する.
- その後,どの程度の間隔で透析効率を上げていくかは,各施設に委ねられている(表 12-5).

表 12-5 当院での段階的透析導入法

透析回数	透析時間	ダイアライザー	血流量	グリセオール®注
導入1回目	2時間	$1.5 m^2$	100 mL/分	200 mL/2時間
導入2回目	3時間	$1.5 m^2$	150 mL/分	200 mL/3時間
導入3回目	4時間	$2.0 m^2$ 以上	200 mL/分	200 mL/4時間

当院では,透析導入後にある程度の透析効率が維持された状況で他透析クリニックへ転院ができるように考えているために,このような導入方法を取っている.

患者への説明またはフォローアップ

- 定期的な維持透析の必要性を説明.
- VA 管理の必要性と実際の管理方法について説明.
- 透析用食事制限の必要性の説明.
- 透析合併症の予防・管理の説明.

合併症

概念と治療ポイント

- 透析患者特有の合併症と,透析患者の死因の半数を占める心血管疾患 cardiovascular disease(CVD)の合併症がある.

1 腎性貧血
- 腎機能障害の進行に伴い,腎臓からのエリスロポエチンの産生低下を生じ,貧血を生じる.これを腎性貧血という.治療とし

ては，ESA 製剤によるエリスロポエチンの補充である．

2 慢性腎臓病に伴う骨ミネラル代謝異常（CKD-MBD）
- 以前は，血清 Ca，P 管理は腎不全により生じる骨疾患増悪の予防として認識されていたが，慢性腎臓病（CKD）で生ずるミネラル代謝異常は，骨や副甲状腺の異常のみならず，血管の石灰化などを介して，生命予後に大きな影響を与えることが認識され，慢性腎臓病に伴う骨ミネラル代謝異常 CKD-Minearl and Bone Disorder（CKD-MBD）という新しい概念が提唱された．

3 体液管理不良
- 血液透析患者では，透析後の適正な体液量の目標値として，標準体重（またはドライウェイト）を設定する．適正な標準体重の設定がなされないと，心不全や肺水腫を生じる．

4 心血管疾患
- 透析患者の死因の約半数が心血管死であり，透析患者の合併症管理において，心血管障害への対策は最も重要である．血管系合併症は，主に心臓と脳疾患であったが，近年は，下肢末梢動脈の動脈硬化性閉塞性疾患の頻度が増加し，カテーテルを使用した血管内治療が導入され，慢性透析患者にも適応が拡大されている．
- 心疾患：血圧異常，心不全，虚血性心疾患，不整脈・心臓弁膜症．
- 脳血管障害発症：脳出血，脳梗塞．
- 末梢動脈疾患：閉塞性動脈硬化症．

定義と診断

1 腎性貧血
- 腎臓においてヘモグロビンの低下に見合った十分量のエリスロポエチン（EPO）が産生されずに引き起こされる貧血であり，貧血の主因が腎障害（CKD）以外に認められないものをいう．保存期腎不全患者では，血中 EPO 濃度の測定が診断に有用なことがあるが，測定は 1 回のみ保険適用があり，実臨床では，臨床経過と除外診断により診断されている．
- EPO 産生低下以外の貧血発症要因として，何らかの因子によ

る赤血球造血の抑制・赤血球寿命の短縮・鉄代謝の障害・透析回路における残血・出血・栄養障害など，さまざまな因子の関与が想定されているが，十分に解明されていない．
- 定期検査として以下を行う．
  - 1か月に2回，週初めの透析開始前に採血を行い，Hb値を評価（表12-6）．
  - TSAT，フェリチンの評価は3か月に1回行い，鉄欠乏性貧血の有無を確認．

表 12-6　透析患者の腎性貧血管理目標値

	Hb 値(g/dL)
活動性が高い若年者	11 以上 12 以下
活動性が低い高齢者	10 以上 11 以下

2 CKD-MBD（表 12-7）

- CKD-MBD の病態生理は CKD 保存期の合併症の項目を参照．
- 定期検査として以下を行う．
  - 1か月に2回，週初めの透析開始前に採血を行い，Ca，P値を評価．
  - i-PTH の評価を3か月に1回行い，二次性副甲状腺機能亢進症を評価．

3 体液管理不良

- 適正な心胸比（CTR）は，個々の患者で異なるために，適正な標準体重は，その患者の健常時の心胸比を基準に設定されるべきと考える．
- また，患者の血圧，浮腫の有無も適正な標準体重を決める際に重要な所見である．

表 12-7 透析患者 CKD-MBD 管理目標値

	KDOQI[*1](2004)	JSDT[*2](2006)	JSDT(2012)
血清補正 Ca 値 (mg/dL)	8.4 以上 9.5 以下	8.4 以上 10 以下	8.4 以上 10 以下
血清 P 値 (mg/dL)	3.5 以上 5.5 以下	3.5 以上 6 以下	3.4 以上 3.5〜6.0
血清 i-PTH 値 (pg/dL)	150 以上 300 以下	60 以上 180 以下	60 以上 240 以下

[*1] KDOQI: Kidney Disease Outcomes Quality Initiative.
[*2] JSDT: The Japanese Society for Dialysis Therapy.

4 心血管疾患

- 心血管系疾患の確定診断には，血管造影や造影 CT 検査が不可欠であるが，造影剤使用による造影剤腎症(CIN)発症を考え，造影検査が施行されない症例が少なからず存在する．
- 腎臓専門医は各疾患の専門医と連携し，適切な時期に検査を行えるように腎不全管理を行う必要がある．

1) 心疾患

(1) 血圧異常

- 透析患者の血圧は，透析室だけでなく家庭での血圧を含めて評価すべきである．慢性維持透析患者における降圧目標値は，週初めの透析前血圧で 140/90 mmHg 未満．
- 目標血圧の達成にはドライウェイト(DW)の適正な設定が重要である．DW の達成・維持後も降圧が不十分な場合に降圧薬を投与する．
- 透析関連低血圧症は以下に分けられる．
  - 透析低血圧 intradialytic hypotension(IDH)
  - 起立性低血圧 orthostatic hypotension
  - 常時低血圧 chronic sustained hypotension
- 透析時の急な血圧低下や透析終了後の起立性低血圧は，予後不良の危険因子である．
- 低栄養(低アルブミン血症)は，血圧維持が困難の要因となる．透析中の血圧低下を避けるために，時間除水量を減らす必要がある．

(2) 心不全

- 原因として特に虚血性心疾患が高率である．透析患者では，虚血性心疾患を発症しても無症候性心筋虚血の頻度が高い．
- 透析導入時より積極的な虚血性心疾患のスクリーニンが推奨される．息切れ，心不全，透析時の血圧低下，心電図，胸部X線の変化などから疑う．
- 心臓超音波検査，心筋シンチグラフィ，MDCT(Multi Detector-row CT)などで疑われた場合は，冠動脈造影を行い治療方針を検討．
- 心筋虚血のバイオマーカーは偽陽性を呈するために，注意が必要である．

(3) 不整脈・弁膜症

- 不整脈の誘発や治療効果の判定には，運動負荷心電図やホルター心電図を施行する．
- 不整脈を合併した透析患者では，器質的心疾患を有する可能性が高く，心臓超音波検査や心臓核医学検査，必要に応じて，冠動脈造影検査を施行する．
- 無症候性の心雑音，うっ血性心不全や失神，狭心症，動脈塞栓症，透析困難症を伴う心雑音を聴取する透析患者では，心臓弁膜症の鑑別が必要である．
- 心臓弁膜症の診断および重症度診断は，ドプラ心エコー検査が推奨される．急性弁膜症の合併では，感染性心内膜炎の鑑別が望ましい．
- 軽症・中等症の患者に対しては，定期的な心エコー検査を，重症患者に対しては，望ましい手術の時期を検討することが推奨される．

2) 脳血管障害

- 臨床症状(神経症状，意識レベルなど)より発症を疑い，頭部CT・MRI検査にて診断する．
- 必要に応じ，脳血管造影，頸動脈超音波検査を行う．

3) 末梢動脈疾患

- 血圧脈波検査：透析患者では，非透析患者と異なり，血管石灰化が高度で末梢病変が多い．このためABIでの特異度が低く，TBIを測定することを推奨する．

- その他の検査:下肢動脈エコー検査,下肢血管造影検査.

発症予防

1 腎性貧血
- 予防方法はない.早めに貧血の進行に気づき,ESA製剤の投与を開始することが,重要である.
- 腎不全では,腎性貧血に鉄欠乏性貧血を合併することが多い.鉄欠乏性貧血が合併している場合は,先に鉄剤の補充を開始し,それからESA製剤を投与することが重要である.

2 CKD-MBD
- 適切な蛋白質制限の指導と十分な透析を行い,適切な投薬でのCaとPの管理を行うことが,CKD-MBDの症状増悪の予防となる.

3 体液管理不良
- 適切な標準体重の設定と,適切な水分摂取量の患者指導を行うことが,体液管理不良の発症予防となる.

4 心血管疾患
- 非透析患者と同様に,生活習慣病発症の予防が心疾患の発症予防となる.
- 透析患者では,特に腎性貧血,CKD-MBD,体液管理を行うことが心疾患発症の予防となる.

鑑別診断と検査の進め方

1 腎性貧血
1)鉄補充の対象
- ESA製剤も鉄剤も投与されておらず目標Hb値が維持できない患者では,血清フェリチン(FRA)値が50 ng/mL未満で鉄補充療法が提案される.
- ESA投与下で目標Hb値が維持できない場合,血清FRA値が100 ng/mL未満かつTSATが20%未満の場合,鉄補充療法が推奨される.

2)消化管出血の評価
- 透析患者は,体液量の増減に伴う血圧の変動を生じるために,消化管の循環動態の変化を生じている.

- 心血管系の疾患の合併も多く,抗血小板剤や抗凝固剤,DOACの内服患者も多く,消化管出血の合併が多い.
- 適宜便潜血の有無を評価する.

3) その他
- 血液疾患や悪性腫瘍など.

2 CKD-MBD
- i-PTH 240 pg/dL 以上に対し画像検査(エコー,頸部 CT 検査)にて,副甲状腺の腫大の評価を行う.
- 副甲状腺の腫大が確認されたときは,さらに異所性副甲状腺の腫大を胸部 CT や核医学検査で評価する必要がある.

3 体液管理不良
- 定期的な胸部 X 線検査を行い,心胸比を測定する.
- 適正な心胸比は患者個々で異なるが,適正な DW の状況で測定された心胸比が,その患者の適正な心胸比となる.
- 弁膜症などの心疾患を合併している患者の場合,適正な DW の状態であっても,心拡大を認めることがある.
- 心胸比の測定頻度は,施設により異なるが 1〜3 か月ごとに測定されることが多い.
- 心胸比の測定は,透析後(DW)の状態で測定されることが望ましい.
- 心胸比以外の方法として,血液中の心房性ナトリウム利尿ペプチド(ANP)測定や体成分分析装置での体液量の評価方法がある.

4 心血管疾患
- 非透析患者で施行される検査と同じである.
- 閉塞性動脈硬化症を合併する患者では,同時に心血管障害の評価を行うことを推奨される.
- 透析患者では膝関節以下の末梢で,高度の石灰化病変を伴う頻度が高いが,症状が乏しく,早期発見に努めることが重要である.
- 足関節−上腕収縮期血圧比 ankle-brachial systolic pressure index(ABI)を,少なくとも年 1 回測定することを推奨する.

治療方針

1 腎性貧血(表 12-8, 9)
- 十分な透析療法を行うことが大前提である.

- 鉄欠乏性貧血を認めたら，ESA 製剤投与前に，鉄剤の投与を行う．
- 鉄欠乏性貧血の治療では，血清フェリチン値 100 ng/mL 未満または TSAT 20%未満で Hb 値が管理目標値を達成できない場合に鉄剤の投与を開始する．
- 投与方法は，経口もしくは静注にて投与する．

表 12-8 鉄剤投与方法

投与方法	投与量・投与間隔・回数	注意事項
経口	100～200 mg/日	血清フェリチン値 300 ng/mL 以上にならないよう投与する
静注	40 mg を週1回，透析終了時にゆっくり投与する 1クール13回投与を区切りとし，鉄過剰に注意する	血清フェリチン値 300 ng/mL 以上にならないよう投与する 鉄剤投与終了1～2週間後に TSAT，フェリチンの評価を行う

表 12-9 ESA 製剤投与方法

製剤名	投与量	投与方法
エポエチン ベータ ペゴル(ミルセラ®)	1回 25～250 μg	毎月1～2回 透析後投与
ダルベポエチン(ネスプ®)	1回 5～180 μg	週1回ないし隔週1回 透析後投与

2 CKD-MBD

- 十分な透析：Kt/V 最低 1.2，目標 1.4 以上．
- 食事療法によるP制限．
- 薬物療法．
  - カルシウム製剤による高P血症の管理．
  - リン吸着剤による高P血症の管理．
  - ビタミンD製剤投与による i-PTH の管理．
  - カルシウム受容体作動薬(レグパラ®，パーサビブ®)投与による i-PHT の管理．
  - 内科的治療困難な症例に対し，PEIT(経皮的エタノール投与)や手術による副甲状腺摘除術施行．

3 体液管理不良
- 適正な標準体重設定.
- 患者指導(水分制限).

4 心血管疾患

1) 血圧異常
- 適切な体液管理を行う.
- 透析時の適切な除水速度を設定.
- 薬物療法.
  ・透析時の血圧低下予防として,アメジニウムメチル硫酸塩錠,ドロキシドパなど使用.

2) 心不全
- 治療の原則は,厳格な塩分制限に基づく体液量管理の徹底である.
- 原因疾患の内科的治療の主体として,レニン・アンジオテンシン系阻害薬やβ遮断薬の投与を積極的に考慮する.

3) 虚血性心疾患
- 非侵襲的治療では心血管系薬物療法とともに,糖尿病,高血圧,脂質異常症,喫煙など冠危険因子の是正が重要である.

4) 不整脈
- 心室細動/粗動,持続性心室頻拍,洞不全症候群,洞房ブロック,高度房室ブロックは積極的に治療する.
- 心房細動に対する安易なワルファリン治療は行わないことが望ましいが,ワルファリン治療が有益と判断した場合には PT-INR<2.0 に維持する.

5) 脳血管障害

(1) 脳出血
- 24 時間以内は透析を回避すべきである.
- 発症早期の透析方法としては,持続血液透析濾過や腹膜透析,血流を減じた血液透析など,頭蓋内圧の上昇が小さい透析法を選し,透析中にはグリセオール®注を投与する.
- 抗凝固薬としては,メシル酸ナファモスタットを用いる.
- 血圧コントロールは,急性期から積極的に行うことが望ましい.
- 頭蓋内圧亢進を伴う大きな脳出血の急性期治療では,外科手術を考慮する.

- 発症・再発予防のために厳格な血圧管理が必要である．
- 当院では，脳出血発症直後の透析療法として，表 12-10 の方法で抗凝固剤未使用での透析を行っている．

表 12-10 無抗凝固透析での透析方法

	HD 再開時	2 回目	3 回目	4 回目以降
透析時間（時）	2	3	4	4（通常通り）
透析液流量 （mL/分）	100	150	200	500
血液流量 （mL/分）	300	300	300	200（通常通り）
抗凝固薬使用	なし	なし	なし	Dr へ確認
グリセリン F 注併用	あり（2h 割）	あり（3h 割）	あり（4h 割）	なし
除水速度	除水しない or 緩やかに	緩やかに	緩やかに	通常通り
透析間隔	—	中 1～2 日	中 1～2 日	通常通り

- 脳梗塞発症直後の透析も上記方法で施行している．

(2) 脳梗塞
- 発症早期には，持続血液透析濾過や腹膜透析，血流を低下させた血液透析など，頭蓋内圧の上昇が小さい透析方法を選択すべきである．
- 抗血栓療法を行う場合，出血性合併症を予防するためには，透析時のヘパリン減量などの対策を行う．
- 心房細動に対するワルファリン治療は安易に行うべきではないが，有益と判断される場合には PT-INR ＜ 2.0 に維持することが望ましい．
- 高度の頸動脈狭窄に対する頸動脈内膜摘除術や血管内治療の適応については，慎重な検討が必要である．

6) 末梢動脈疾患
- 一般的な治療：爪・皮膚のケア，足浴，禁煙，運動療法など．
- 薬物療法：抗血小板薬として保険適用のある薬剤（シロスタゾール，サルポグレラート，ベラプロスト，チクロピジン，エ

イコサペンタン酸，トコフェロールニコチン酸）があるが，いずれも非透析患者で得られた成績をもとに認可されている．
- CLI患者に対するHD中のプロスタグランディン投与は，血圧低下に注意する必要がある．
- 血行再建術：CLIに対し，早期の血行再建術が必要であるが，その適応や外科的治療か血管内治療の選択は，心血管系合併症，病変部位，病変長，病変分布，狭窄か閉塞か，などにより，救肢，生命予後および生活の質に配慮して総合的に判断されることになり，主として専門医に委ねられる．

患者への説明またはフォローアップ

1 腎性貧血
- 月2回，週初めの透析開始前に採血を施行．
- 管理目標値内にHb値が維持されるように，ESA製剤投与量の調整を行う．
- 貧血管理は，3か月ごとに血清鉄，TIBC，フェリチンの採血を行い，鉄欠乏性貧血を認めた際には，鉄剤の補充を行う．
- 鉄剤は，週初めの透析日の透析後にフェジン® 40 mgを5%ブドウ糖20 mLに溶解し，透析回路より投与する．

2 CKD-MBD
- 月2回，週初めの透析開始前に採血を施行．
- 管理目標値内に補正Ca値とP値が維持されるように薬の調整を行う．
- 明らかに蛋白質の摂取量が多いときは，P制限を目的とした栄養指導を行う．

3 体液管理不良
- 透析間の体重増加量の指導．
  - 最大透析間隔日の体重増加を6%未満にすることが望ましい．
    ※当科では，2日あきでDWの5%，1日あきでDWの3%までの体重増加の指導を行っている．
  - 心疾患合併患者では，透析時の血圧変動が著明であるため，透析時の除水可能量が制限され，より少ない体重増加を維持する必要が生じる．

- 1日の水分摂取可能量＝1日尿量＋15 mL/kgで求め指導する．
- 塩分摂取量が多いと自然に水分摂取量も多くなるため，水分制限を行ううえで，同時に塩分制限を行うことは不可欠である．塩分制限は，6 g/日以下である．

4 心血管疾患
- 循環器専門医，脳神経専門医と連携を取りながら，治療を継続する．

5 血液透析患者の長期管理
- 維持透析患者は，長期間の治療の過程で身体・精神的・社会的状況が変化していくことが多い．
- 年1回以上，多職種でアセスメントを行い，治療計画を更新する．
- 以下の項目を診療録の定められた箇所に記載し，治療に関わるスタッフが最新の情報を共有できるようにする．
  - ・プロブレム・リスト．
  - ・病歴，薬歴，アレルギー歴，身体診察所見，検査所見の異常．
  - ・精神的，社会的，経済的問題の有無と内容．
  - ・治療に対する希望．
  - ・上記を総合した長期的治療計画．

文献
1) 一般社団法人 日本透析医学会 維持血液透析ガイドライン：血液透析導入 JSDT Guidelines for Maintenance Hemodialysis: Hemodialysis Initiation 透析会誌 46 12：1107-1155, 2013
2) 維持血液透析の開始と継続に関する意思決定プロセスについての提言日本透析医学会血液透析療法ガイドライン作成ワーキンググループ 透析非導入と継続中止を検討するサブグループ 透析会誌 47：269-285, 2014
3) 2015年版 日本透析医学会 慢性腎臓病患者における腎性貧血治療のガイドライン 2015 JSDT Guideline for Renal Anemia in Chronic Kidney Disease 透析会誌 49：89-158, 2016
4) 社団法人 日本透析医学会 慢性腎臓病に伴う骨・ミネラル代謝異常の診療ガイドライン Clinical Practice Guideline for CKD-MBD 透析会誌 45：301-356, 2012
5) 社団法人 日本透析医学会「血液透析患者における心血管合併症の評価と治療に関するガイドライン」透析会誌 44：337-425, 2011

〈二ツ山みゆき〉

13 腹膜透析患者(導入・適正透析評価・合併症)

腹膜透析導入

概念と治療ポイント

- 腹膜透析 peritoneal dialysis(PD)の治療は,腹腔内に挿入されたカテーテルを通して 1.5〜2.0 L の透析液を注入し,腹膜を介して溶質・水の交換を行うものである.
- 導入は計画的に行う.世界基準をふまえわが国においては,CKD ステージ 5(GFR が 15 mL/分/1.73 m^2 以下)を目安とし,腎不全症候の出現,栄養状態の悪化した時点で透析導入を行うよう推奨している.
- 自他覚症状が認められない場合でも,GFR が 6.0 mL/分/1.73 m^2 未満の場合には導入を勘案することを推奨する.
- 透析導入後の生命予後は残腎機能に関連があり,機能の保持は重要である.機能のある透析初期には,機能を残しやすい PD で透析を導入するのが PD ファーストの考え方で,機能が低下してきた場合には HD との併用や,HD への移行を考慮する.
- 予後の比較に関する観察研究では,透析導入後 2 年程度までは血液透析(HD)と PD に差はない,もしくは PD が良いが,それ以降は HD が良いとの報告が多い.
- 近年,患者自身が PD 交換をできない場合に,訪問看護や訪問介護,家族が在宅医療をサポートして PD を行う assisted PD の概念が広まり,チーム医療,地域連携を強化した在宅治療が行われている.
- 情報の提供と同意にあたっては医師,看護師,医療ソーシャルワーカー,さらには臨床工学士などを含めたチームで行うことが望ましい.
- 患者の嗜好やライフスタイルを十分考慮し,地理的条件や透析施設の状況に応じて透析療法を選択することが重要である.

定義と診断

- 絶対禁忌は,癒着や炎症などで腹腔が極端に狭い場合.
- 困難な症例は,腹腔容積の増大による胸腔の圧排によって換気障害が増悪する高度の慢性閉塞性肺疾患,透析液貯留により腰痛が悪化する高度な椎間板ヘルニアなど.
- それ以外のすべての患者は PD 適応がある.

治療方針

1 PD 導入の流れ

- 患者の生活リズムおよび希望・医学的適応に応じ,自身で透析液バッグの交換を繰り返す CAPD(continuous ambulatory peritoneal dialysis),またはサイクラー(自動腹膜灌流装置)を使用した透析液の交換を行う APD(automated peritoneal dialysis)を選択する.

2 アクセスの作成

- PD カテーテルの挿入を消化器外科に依頼する.依頼する前に以下の点について評価しておく.
  ・カテーテル挿入位置.
  ・出口部の位置確認(ベルトなどとの関係).
  ・胸部単純 X 線写真.
  ・心電図.
  ・血液検査〔特に血小板数,凝固,感染症(HIV 含む)など〕.
  ・抗凝固薬や抗血小板薬の内服の有無.
  ・腹部 CT(過去の腹部手術歴など必要があれば).
  など
- PD カテーテル留置には,従来法,SPIED 法,SMAP 法がある.それぞれの特徴を表 13-1 に示す.

3 導入セット

- 腎不全が進行した場合は,臨床状況をもとに下記の透析導入基準を参考に透析導入を検討する.
  ・SMAP 法または PD カテ留置済で,出口部作成後 2 週経過後の導入パス(表 13-2).
  ・従来法または SPIED 法の導入パス(表 13-3).

表 13-1 PD カテーテル留置法

従来法
腹膜透析カテーテル留置と同時に出口部を作成し、すぐに腹膜透析を開始する方法。緊急の腹膜透析導入が可能だが、透析液は少量から開始する必要がある。また皮下トンネル作成後早期に開始するため透析液のリークや感染が臨床上問題となる。また、2週間以上の入院を必要とするケースが多い。

SPIED 法 Short term Peritoneal dialysis Induction and EDucation technique
腹膜透析カテーテル留置と同時に出口部作成を行い、出口部・皮下トンネルの安定した約10日後に腹膜透析導入とする方法。従来法より早めに透析液量を増やすことができ、入院期間は従来法より短くて済む点が特徴である。

SMAP 法 Stepwise initiation of peritoneal dialysis using Moncrief And Popovich
最初に腹膜透析カテーテルを皮下に埋没させておき、透析導入が必要となった際に出口部を作成し、腹膜透析導入とする方法。皮下に埋没しているので留置後のケアが不要であること、腹膜透析開始時より皮下トンネルが完成しているため導入当初より十分量の注液が行えること、導入のための入院期間が SPIED 法よりさらに短くて済むことが利点である。

- 導入指導は、PD ナースが主体となり指導する。カテーテルの清潔操作や出口部の管理方法、病院への連絡を要する場合などの指導を行う。

フォローアップ

- 月1回の定期外来に通院。手技に不安の残る場合、導入入院の退院時に訪問看護を導入する。
- 定期外来では、PD ナースを主体とした出口部および足趾の観察、適正透析の評価・透析処方の調整を行う。

適正透析評価

概念と治療ポイント

- 適正透析は、透析に関連する特別な症状や合併症を生じさせることなく、生体内環境を可能な限り腎機能が正常な場合に近づけ、かつ死亡率を可能な限り低下させるような透析方法のこと

表13-2 PD導入パス7日版（SMAP法、出口部作成後2週以降のケース）

経過・月日	1日目（ / ）	2日目（ / ）	3日目（ / ）	4日目（ / ）	5日目（ / ）
腹膜透析	洗浄、コンディショニング N 1.5%またはL 135の液使用 洗浄 1,000 mL×1回/日 コンディショニング 1,500 mL×1回（2時間貯留）/日	PD治療開始（日勤帯施行） N 1.5%またはL 135の液使用 《CAPDの場合》 2,000 mL×2回/日交換 ①9時 注液2,000 mL ②13時 注液2,000 mL ③16時 Yセットにて排液 《APDの場合》 治療法 CCPD/IPD 総注液量 4,000 mL 注液量 2,000 mL（2サイクル） 治療時間 4時間 9時に治療開始	PD治療（夜間施行） N 1.5%またはL 135の液使用 （Ico使用は医師確認） 《CAPDの場合》 2,000 mL×2回/日交換 ①9時 注液2,000 mL ②13時 注液2,000 mL ③16時 Yセットで排液、またはIco 2,000 mL（SelfまたはNs） 《APDの場合》 治療法 CCPD/IPD 総注液量 4,000 mL 注液量 2,000 mL（2サイクル） 治療時間 6時間 *最終注液Ico使用の場合あり 16時に治療開始、終了操作は翌朝9時 それまではクランプして待機	PDメニュー確定 APDの場合注排液痛やアラームによってはTPDへ変更 《CAPDの場合》 2,000 mL×2回/日交換 ①9時 注液2,000 mL ②13時 注液2,000 mL ③16時 Yセットで排液、またはIco 2,000 mL（Selfまたは病棟Ns） 《APDの場合》 治療法 CCPD/IPD 総注液量 6,000 mL 注液量 2,000 mL（3サイクル） 治療時間 8時間 *最終注液Ico使用の場合あり 21時に治療開始、終了操作は翌朝9時 それまではクランプして待機	PD治療継続 《CAPDの場合》 2,000 mL×2回/日交換 ①9時 注液2,000 mL ②13時 注液2,000 mL ③16時 Yセットで排液、またはIco 2,000 mL（Selfまたは病棟Ns） 《APDの場合》 治療法 CCPD/IPD 総注液量 6,000 mL 注液量 2,000 mL（3サイクル） 治療時間 8時間 *最終注液Ico使用の場合あり 21時に治療開始、終了操作は翌朝9時 それまではクランプして待機

表13-3 PD導入パス14日版(従来法、SPIED法、出口部作成後2週未満で導入のケース)

経過・月日	1日目(/)	2日目(/)	3日目(/)	4日目(/)	5日目(/)	6日目(/)
腹膜透析	□洗浄500 mL×1回/日 N 1.5%またはL 135使用 *出口部作成後にベッド上にて洗浄 Head UP 45〜90°で施行	□コンディショニング 700 mL×1回(2時間貯留)/日 N 1.5%またはL 135使用	□コンディショニング 1,000 mL×1回(2時間貯留)/日 N 1.5%またはL 135使用	□コンディショニング 1,500 mL×1回(2時間貯留)/日 N 1.5%またはL 135使用	PD治療開始(日勤帯施行) N 1.5%またはL 135使用 《CAPDの場合》 2,000 mL×2回/日交換 ①9時 注液 2,000 mL ②13時 注液 2,000 mL ③16時 Yセットにて排液 《APDの場合》 治療法 CCPD/IPD 総注液量 4,000 mL 治療時間 4時間 注液量 2,000 mL(2サイクル) *9時に治療開始	PD治療 N 1.5%またはL 135使用(Ico使用は医師確認) 《CAPDの場合》 2,000 mL×2〜3回/日交換 ①9時 注液 2,000 mL ②13時 注液 2,000 mL ③16時 IcoまたはYセットで排液 2,000 mL(Self または病棟Ns) 《APDの場合》 治療法 CCPD/IPD 総注液量 4,000 mL 治療時間 8時間 注液量 2,000 mL(2サイクル) *最終注液Ico使用の場合あり *16時に治療開始、終了操作は翌朝9時 それまではクランプして待機

- をいう.
- 必要条件として,小分子溶質クリアランス,適正な体液量バランス,中分子溶質クリアランス,栄養,心血管合併症の予防・軽減,などが挙げられるが,ここでは透析療法の基本である「溶質と水分の除去」についての評価を概説する.
- 溶質除去を増やすには,透析液の使用量を増加させる.具体的には CAPD ではバッグ交換回数や一回注液量の増加,APD ではサイクル数や一回注液量の増加・最終注液の追加による日中の透析液貯留が選択肢である.
- 透析効率として weekly $Kt/V > 1.7$ を目標とする.
- 除水量を増やすには透析液のブドウ糖濃度が高いものを使用することや,交換回数の増加・イコデキストリン透析液の使用(エクストラニール®,ニコペリック®)が選択肢である.
- 目標を満たさない場合や除水が PD のみで不十分な場合は,PD/HD 併用療法を考慮する.

溶質除去

- 透析量を評価する基準のうち,最もよく使用されるのが,小分子物質である尿素である.
- 尿素 Kt/V.
  - 尿素クリアランスを体格で補正.
  - 体格の指標:体液量(体重× 0.58).
- 体水分量は約 6 割として概算するが誤差があるため,正確には Watson, Watson, Batt 式を用いる(体重は kg,身長は cm).

> 男性:$2.447 - (0.09516 \times 年齢) + (0.1074 \times 身長) + (0.3362 \times 体重)$
> 女性:$-2.097 + (0.1069 \times 身長) + (0.2466 \times 体重)$

(Watson PE, et al:Am J Clin Nutr 33:27-39, 1980 より)

- 具体的には,1 日の蓄尿・蓄 PD 排液を行い 1 日あたりの Kt/V を算出し,7 倍して週当たりのクリアランスを計算する.
  - 尿素クリアランス:残存腎クリアランス + PD クリアランス
    残存腎クリアランス = 蓄尿 UN(mg/dL)/BUN(mg/dL)×尿量(L/日)

PD クリアランス＝尿素 D/P ×排液量(L)
D：排液中 UN 濃度(mg/dL)
P：血液中 UN 濃度(mg/dL)
尿素 Kt/V＝尿素クリアランス/体水分量(L)
＊週当たりは 7 倍する

- 1996 年 CANUSA study，2002 年 ADEMEX study，2003 年 Hong Kong study にて必要な総透析量は weekly Kt/V>1.7 が示されており，最低限維持するよう処方調整する．
- Kt/V の簡易計算法(例：60 kg で CAPD 施行，尿量 0.5 L/日，尿 UN 250 mg/dL，BUN 50 mg/dL の場合)と PD 処方について以下に示す．

目標 Kt/V	1.7/週
①体水分量：体重× 0.58	60kg × 0.58 ＝ 35 L
②目標クリアランス	1.7 × 35/7 ＝ 8.5 L/日
残存腎クリアランス	2.5 L/日：下記①×②
①尿中尿素窒素濃度/BUN 比	250/50 ＝ 5
②尿量	0.5 L/日
必要透析量(CAPD では透析液 UN/血液 UN ＝ 1 と考える)	
目標クリアランス－残存腎クリアランス 6 L/日	

体液状態

- 体液過剰状態を起こさないように，適切な限外濾過量を設定する．
- 血圧，浮腫，体重増加，胸部 X 線などを駆使して，丁寧に身体所見をアセスメントする．
- バイオインピーダンス法を使用して，より適正に体液コントロールができる可能性が示唆されている．

腹膜平衡試験(PET)

- PD では HD と異なり，透析膜すなわち腹膜の性能が一定しないため，適正な透析処方を決定するうえで，経時的に腹膜の機能を評価する必要がある．その検査を腹膜平衡試験 peritoneal

表 13-4 PETの4つのカテゴリー

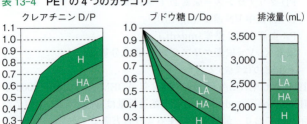

溶質輸送	CAPD（8L/日）での予測		好ましい腹膜透析療法
	限外濾過	溶質除去	
High	不良	良好	NPD, DAPD
High Average	比較的良好	良好	Standard PD
Low Average	良好	比較的良好 不良	Standard PD High-dose PD
Low	非常に良好	不良	High-dose PD

NPD：夜間（8〜12時間）に10〜12Lの透析液使用による自動腹膜透析．
DAPD：昼間（8〜16時間）に10〜12Lの透析液使用（夜間貯留なし）．
Standard PD：1日8Lの透析液使用によるCAPD，夜間6〜8Lと昼間2Lの透析液使用によるCCPD．
High-dose PD：1日9L以上の透析液使用によるCAPD／夜間8L以上・昼間2〜4Lの透析液使用によるCCPD．

equilibration test（PET）という．
- PETの具体的検査手順については，「腹膜透析ガイドライン2009」を参照．
- 腹膜の機能を以下の4つに分け，**表13-4**のような処方調整をする．
  ・High（H）：老廃物の除去は良好だが，水が抜けにくい状態．
  ・High Average（HA）：老廃物の除去は良好，水はやや抜けにくい状態．
  ・Low Average（LA）：老廃物の除去はやや悪い，水は比較的抜けやすい状態．

- Low(L)：老廃物の除去は悪い，水の抜けはよい状態．

合併症

概念と治療ポイント

- 合併症は貯留トラブル，透析液トラブル，カテーテルトラブルに大別される．
- 貯留トラブルには，腹圧に起因するヘルニアやリーク，透析液貯留による腹膜劣化(限外濾過機能低下)が挙げられる．
- 透析液トラブルには，代謝(透析液中のブドウ糖吸収による代謝への影響)，排液異常(乳び腹水，血性排液)が挙げられる．
- カテーテルトラブルには，カテーテル自体のトラブルと感染症が挙げられ，重要であり以下にまとめる．

1 出口部感染

1) 定義と診断
- 出口部の膿あるいは新鮮な不良肉芽をもって，出口部感染と診断する．

2) 発症予防
- microtrauma が出口部感染のきっかけになることが多いため，この発生予防に努め，それに基づいた日常指導を PD ナースが主導で徹底する．
- 基本的には消毒薬は使用せず，泡石鹸のみで清潔を保つように努める．
- Twardowski 分類での perfect～good な出口部：毎日の泡石鹸による洗浄のみとする．
- 感染を示唆する出口部および石鹸洗浄のみでは出口部感染を繰り返す場合は，上記＋イソジン®消毒とし，なるべくベゼトン®消毒液は使用しない．

3) 鑑別診断と検査の進め方
- 出口部感染を示唆する所見があれば，担当医・看護師は出口部培養および鼻腔培養を細菌検査室に提出する．
- 出口部が膿培養の場合は，細菌検査室に直接電話し，グラム染色を施行．

4) 治療方針
- 抗菌薬の投与経路:経口でよい(例外:MRSA 感染).
- 抗菌薬の初期選択.

処方

- グラム陽性球菌:セファレキシン(ケフレックス®)(250 mg) 1回2カプセル 1日3回 食後
- グラム陰性桿菌:シプロフロキサシン(シプロキサン®) 1回 500 mg 1日1回
※吸着薬とキレートする可能性があるため食後2時間後に内服

- 当院の過去3年間の結果は GPC 50%程度であり,それ以外の菌も多数占めるため,できる限りグラム染色の結果を当日中に施行し上記処方としている.
- 起因菌未定時など必要時は,レボフロキサシン(クラビット®) 1回 500 mg 1日1回 初日,以後1回 250 mg 1日1回 隔日(重症では 500 mg 隔日).
- 3日後,PD ナースが提出した培養結果を鼻腔も含めて担当医に報告し,適宜 de-escalation.
- 鼻腔培養が S.aureus の場合は,ムピロシン(バクトロバン®)の鼻腔塗布が推奨されている(ISPD ガイドライン 2017).
- P.aeruginosa による出口部感染は特に治療が困難であり,2種類の抗菌薬による長期治療が必要になることが多い.第1選択は経口フルオロキノロン系薬だが,難治性の場合にはアミノグリコシドまたはセフタジジムの投与を追加する.
- S.aureus で難治性の場合は,biofilm の可能性が高くリファンピシンの追加を検討する.
- 治療終了は,出口部が完全に正常に戻るまでであり,PD ナース・担当医師の確認が必要である.2週間は最低必要であり,P.aeruginosa では3週間とする.
- 治療3週後も治癒しない出口部は,抗菌薬カバーのもと一期的にカテーテル変更術を施行する.
- 難治性の P.aeruginosa およびトンネル感染は早期のカテーテル変更術を考慮する.

5) 患者への説明またはフォローアップ
- 出口部感染を発症した場合には,microtrauma の原因を突き

止め，カテーテルの固定方法を見直すなどの対策をする．
- 日々の出口部観察とスキンケアを徹底するように再指導する．

2 腹膜炎

1) 定義と診断
- PD排液の細胞数＞100個/μLをもってPD腹膜炎と診断する．
- ただし，排液の細胞数は貯留時間にも左右されるため(最低1時間以上の貯留が必要)，分葉核球が50％以上でも可とする．

2) 発症予防
- 腹膜炎の原因としてtouch contaminationが多いため，外来で手技指導を定期的に行う(当院ではPET検査を行う際に手技確認を行っている)．
- 大腸内視鏡施行時に腹膜炎予防として抗菌薬を使用する(国際腹膜透析学会2016ガイドラインで推奨)．
- 当院の処方例を下記に示す．

処方
- サワシリン® 1,000 mg ＋ シプロキサン® 400 mg ＋ フラジール® 1錠　大腸内視鏡施行日　朝に内服

3) 鑑別診断と検査の進め方
- PD排液の混濁が認められた場合，排液の細胞数を検査し，同時に排液培養を採取，提出する．
- 検体を提出後，細胞数が判明する前に抗菌薬投与を開始する(次項)．

細菌培養の方法
- 排液をカルチャーボトル1セットと，滅菌ポリスピッツ2本，計3本に各10 mLずつ注入し検査室へ搬送する．通常時間帯なら，(提出された検体を)遠心し，沈渣を直接培養(好気・嫌気・真菌含む固形および液体培地)する．
- 夜間なら翌朝まで37℃保温器に保存し，翌日以降同様の培養を施行する．
- ポリスピッツに施行する根拠：カルチャーボトルはNAD(ニコチンアミドアデニンジヌクレオチド)が含まれていないためナイセリアおよびヘモフィリスの検出に弱い．
- 血液培養は敗血症などが疑われる場合に採取する．

4) 治療方針
PD 腹膜炎の初期治療
- 抗菌薬の投与経路：早期に治療が開始できるよう現行どおり点滴静注(DIV)とする.
- ガイドラインでも勧められているが，混濁 cloudy した排液を確認したら検体を提出後，細胞数が判明する前に DIV を開始する.
- 抗菌薬の初期選択(いずれも DIV).

> 処方
> ・セファゾリン(以下，CEZ) 1 g ＋モダシン®(以下，CAZ) 1 g
>   あるいは
> ・バンコマイシン(以下，VCM) 1.5 g (30 mg/kg) ＋ CAZ 1 g

- 当院の過去 10 年のデータによると，PD 腹膜炎の起炎菌として MRSE, MRSA の頻度が 22％ と無視できない発生率である.
- 可能性のあるすべての菌をカバーすることが初期治療の最優先項目であるため，従来 CEZ 1 g ＋ CAZ 1 g であった抗菌薬を一律，VCM 1.5 g (30 mg/kg) ＋ CAZ 1 g の DIV としている.
- 抗菌薬は，速やかな投与が望まれるため初回は DIV 投与，翌日以降は間欠的腹腔内投与(IP)で投与する.
- 翌日以降の抗菌薬選択：翌日以降，VCM 15 mg/kg (2 日後に血中濃度をチェックし，トラフ値 15 μg/mL 以上に調整する) ＋ CAZ 1 g の IP とする.
- 投与期間は，最低 2 週間 (*S.aureus*・腸球菌・*P.aeruginosa* などは 3 週間).
- 細胞数カウントは細胞数 < 100/μL になるか 3 日目まで．それ以降は臨床症状をみながら必要時施行する.
- 抗菌薬投与と PD 処方(図 13-1).
  - サイクラー使用者(NPD, CCPD)：最終注液(日中)バッグに抗菌薬注入 9：00〜23：00 の 14 時間.
  - CAPD 患者：朝，最初のバッグ(一律 2.5％ブドウ糖濃度) 9：00〜15：00 の 6 時間，抗菌薬を注入する.
- 入院後の細胞数，培養の検体採取：排液の細胞数，培養を再度チェックする場合は，朝，抗菌薬入りのバッグの直前に PD ナース(および病棟ナース)が採取する.

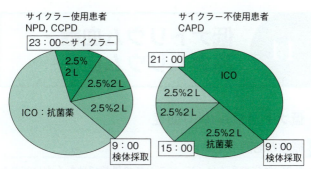

図 13-1　PD処方と抗菌薬投与スケジュール

- VCM濃度のトラフ値をチェックする場合も，このタイミングで施行する．ただし取り忘れがあった場合は，抗菌薬入りのバッグから1時間以上貯留している場合は採取可能である．
- 下記の場合は速やかにカテーテル抜去を行う．

カテーテル抜去の適応
- 難治性腹膜炎：適切な抗菌薬が使用されているにもかかわらず，5日経過しても排液が清明にならない場合．
- 再燃性腹膜炎：前回の腹膜炎の治療が終了した後，4週間以内に発症した腹膜炎であり，病原微生物は同一かまたは菌が検出できないもの．
- 難治性出口感染とトンネル感染．
- 真菌性腹膜炎．
- マイコバクテリウム腹膜炎．
- 複数の腸内細菌が検出された腹膜炎(外科的処置が必要)．

文献
- Li PK, et al：ISPD腹膜炎勧告：予防と治療に関する2016年度版. Perit Dial Int 36：481-508, 2016
- Szeto CC, et al：ISPDカテーテル関連感染症に関する勧告 2017年度版. Perit Dial Int 37：141-154, 2017

(小林沙和子)

14 低ナトリウム血症・高ナトリウム血症

低ナトリウム(Na)血症

概念と治療ポイント

- 低Na血症の多くは，Naバランスの異常ではなく水分バランスの異常である．
- 体内水バランスは，①口渇刺激による飲水，②抗利尿ホルモン(ADH)によって調節されている．
- 治療目標は血清Na濃度の正常化ではなく，低Na血症による症状を改善し，神経障害などの重篤な合併症を防ぐことである．
- 重篤な神経症状を呈する急性・慢性低Na血症は脳浮腫による神経障害，生命の危険があるため緊急治療を行う．血清Na濃度の5 mEq/L上昇を目標とする．
- 過度の補正は，浸透圧性脱髄症候群を招くので，補正の上限(目標ではない)は治療開始後24時間で10 mEq/L，その後は24時間ごとに8 mEq/Lまでとする．
- 症状がない慢性低Na血症では，数値補正を目的とした性急な治療は不要．
- 治療開始後の血清Na濃度モニターは，同一測定方法(機器)で行う．

定義と診断(表14-1)

- 低Na血症とは，血清Na濃度135 mEq/L未満の状態をいう．
- 血漿浸透圧により高浸透圧性，等浸透圧性，低浸透圧性低Na血症に分類される．

鑑別診断と検査の進め方(図14-1)

1) 偽性低Na血症(血漿浸透圧正常：高TG血症，高蛋白血症)

14 低ナトリウム血症・高ナトリウム血症

表 14-1 低 Na 血症の重症度分類（欧州ガイドラインに準ずる）[1]

生化学的（血清 Na 濃度）分類	
軽度 mild	130～135 mEq/L
中等度 moderate	125～129 mEq/L
高度 profound	< 125 mEq/L
発症期間による分類	
急性 acute	< 48 時間
慢性 chronic	≧ 48 時間
神経症状による重篤度分類	
中等度重症 moderately severe	嘔気（嘔吐なし），confusion，頭痛
高度に重篤 severe	嘔吐，循環呼吸不全，傾眠，痙攣，昏睡

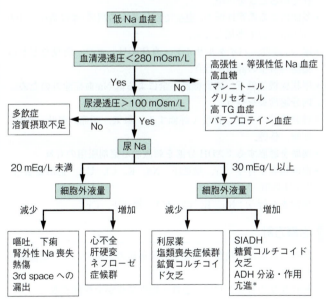

図 14-1 低 Na 血症の鑑別
＊ADH 分泌・作用が亢進する原因として悪心，嘔吐，ストレス，疼痛，薬物がある．

2)高浸透圧性低 Na 血症(高血糖,ヨード造影剤大量投与,グリセリン大量投与など)
- 高血糖では,細胞外の高張性物質のために細胞内から細胞外へ水分が移動する.
- 血糖値が 100 mg/dL 以上では,100 mg/dL ごとに血清 Na 濃度は 1.6 mEq/L 低下する.
- 血清 Na 濃度の補正が必要なのは,低浸透圧性低 Na 血症である.
- 尿浸透圧を測定し,自由水排泄障害(ADH 作用)の有無を評価する.
- 低 Na 血症では ADH は測定感度以下となり,尿浸透圧は 100 mOsm/kg 以下になるはず.
- 尿浸透圧 >100 ならば ADH 作用があり,自由水排泄が障害されていることを示唆.
- 多飲による希釈性低 Na 血症では,最大希釈尿(尿浸透圧 ≦ 100 mOsm/kg)で多尿となる.
- 尿 Na 濃度,バイタルサイン,身体所見,エコー所見などから細胞外液量の評価を行う.
- 甲状腺機能低下,副腎機能不全による低 Na 血症除外のために内分泌検査を行う.
- 神経症状の有無,程度を評価する:嘔気,頭痛,嘔吐,傾眠,痙攣,昏睡.
- 薬歴を聴取する:ADH 分泌を刺激する薬剤服用の有無.
- 血液検査を行う:Cr,浸透圧,Na,K,Cl,UA,血清総蛋白,TG は必須.
- 尿検査を行う:Na,K,Cl,UA,浸透圧,Cr.

治療方針

- 治療の目的は,救命・神経学的後遺症の予防であり,数値補正ではない.
- 神経症状の有無と程度,急性・慢性発症かを評価する.
- 急性発症(< 48 時間)もしくは重症に該当する症状があれば,早期に対応する.
- 24 時間あたりの補正は 4〜8 mEq/L で十分.数日から数週か

- けて 120〜140 mEq/L に是正すればよい.
- 浸透圧性脱髄症候群の危険群(アルコール多飲, 栄養不良, 低K血症, 進行した肝疾患)では, 補正は緩徐に 4〜6 mEq/L/24 時間が安全.
- 5 mEq/L/24 時間の補正を目指しても, 予想外に血清 Na 濃度が上昇することがある. 補正の上限は, 治療開始後 24 時間で 10 mEq/L, その後の 24 時間ごとに 8 mEq/L.
- 治療開始後は頻回に血清 Na 濃度, 尿量, 尿張度〔(尿 Na + K) × 2〕を測定し, 過補正を防ぐ.
- 尿量が十分にあれば, 尿 Na + K 濃度から低 Na 血症の改善トレンドを予測できる.
  - 尿 Na + K > 血清 Na　自由水排泄障害:低 Na 血症は進行する.
  - 尿 Na + K < 血清 Na　自由水排泄あり:低 Na 血症は改善にむかう.
- 尿 Na + K 濃度は瞬時に変化しうるので, 上記予測を盲信しない.
- 治療開始時に尿 Na + K > 血清 Na であっても, 尿量が増加した場合には尿 Na + K < 血清 Na となり, 過補正につながることがある.

1 明らかな症状がみられない慢性低 Na 血症

- 短期間での数値補正(血清 Na 濃度の正常化)は不要. 数日かけてゆっくり補正する.
- 低 Na 血症を生じうる不要な輸液, 薬剤, ほかの因子を中止する.
- 原因特異的な治療を行う.
- 水制限ないし高塩分食とする.
- 中等度・高度低 Na 血症では, 血漿 Na の補正速度は 24 時間で 10 mEq/L 以下, その後 24 時間ごとには 8 mEq/L 以下.

2 中等度以上の神経症状を伴う高度低 Na 血症(≦ 120 mEq/L)

- 聖路加国際病院では, 原則として ICU で治療・モニターしている.
- 体液過剰(心不全・ネフローゼ・肝硬変), ショック, 偽性低

Na 血症を除く高度低 Na 血症は,以下の手順で治療を進める.

1) 重篤な神経症状がある急性・慢性低 Na 血症
(1) 初期 24 時間の治療
- 脳浮腫・脳ヘルニアによる死亡・神経学的後遺症を回避する.

> 3%NaCl　2 mL/kg　20 分かけて点滴静注

- 3%NaCl の作り方:塩化 Na 注 10% 120 mL ＋ 生理食塩液 400 mL
- 20 分後に血清 Na 濃度を再検.
- 目標の 5 mEq/L 上昇ないし症状消失がみられるまで 2 回くりかえす.

(2) 初期治療後に血清 Na 濃度が 5 mEq/L 上昇し,症状改善がみられた場合
- 症状が改善すれば初期目的は達成.初日にはそれ以上の血清 Na 補正は不要.
- 高張食塩水の投与は中止し,点滴ラインを生理食塩液でキープする.
- 原因に対する治療を開始し,血清 Na 濃度が安定することを目指す.
- 過剰補正を避ける.血清 Na 濃度補正の上限は初期 24 時間で 10 mEq/L,その後 24 時間ごとで 8 mEq/L 以下(血清 Na 濃度が 130 mEq/L に達するまで).
- 治療目的は,数値補正ではなく症状緩和・予後改善である.

(3) 初期治療開始後,血清 Na 濃度が 5 mEq/L 上昇しても症状改善がない場合
- 3%NaCl を持続点滴静注し,血清 Na 濃度が 1 mEq/L/時で上昇するよう調整.
- 症状消失,血清 Na 濃度が 10 mEq/L 上昇,血清 Na 濃度が 130 mEq/L に達したら 3%NaCl の投与を中止する.
- 低 Na 血症以外の原因を探る.
- 3%NaCl を投与している間は,少なくとも 4 時間ごとに血清 Na 濃度を測定する.

2) 中等度〜重篤な症状を呈する低 Na 血症
- 48 時間以内の急性発症で,10 mEq/L 以上の低下があれば,現

時点での症状が軽微であってもその後，急速に脳浮腫が進行する危険がある〔前述 1)に準じた治療を行う〕．
- 上記に該当しなければ，低 Na 血症の原因検索を行うとともに，低 Na 血症の原因となりうる薬物やほかの因子を中止する．
  - 原因特異的治療を行う．
  - 有効循環血漿量の減少があれば(あるいは否定できなければ)，生理食塩液 1 mL/kg/時．
  - 有効循環血漿量の減少がなければ尿量，尿 Na＋K 濃度を評価する．
- 比較的低張尿(尿 Na＋K＜血清 Na)で尿量が十分あれば，自由水排泄が進み血清 Na 濃度が上昇していくことが期待される．過補正に注意し，経過観察する．
- 比較的高張尿(尿 Na＋K＞血清 Na)が持続する場合，低 Na 血症の改善は期待できない．血清 Na 濃度が改善しないか低下する場合には，3％NaCl の補充を開始する．
  - 治療目標は，24 時間で血清 Na 濃度の 5 mEq/L 上昇．
  - 過剰補正を避ける．血清 Na 濃度補正の上限は初期 24 時間で 10 mEq/L，その後 24 時間ごとで 8 mEq/L 以下(血清 Na 濃度が 130 mEq/L に達するまで)．
  - 血清 Na 濃度を少なくとも 1，6，12 時間後に測定する．

3)体液量過剰がある低 Na 血症
- うっ血性心不全，ネフローゼ症候群，肝硬変，進行した腎不全，に伴う低 Na 血症は体液量過剰がある．
- 細胞外液量増加があるが，有効循環血漿量が減少しているため尿 Na 濃度は低値である．
- 軽度・中等度低 Na 血症では，血清 Na 濃度を補正することだけを目的とした治療は推奨しない．
- 体液過剰を防ぐために水分制限を行う．
- 病態に応じフロセミド，vaptan，血液浄化療法を検討する．
- フロセミドは尿濃縮を妨げ，自由水排泄を促進する．体液量過剰と低 Na 血症の両者に有効．
- うっ血性心不全に伴う低 Na 血症に対し，vaptan は水利尿を促進し体水分過剰と低 Na 血症の両者に有効．過補正に注意する．

4) 乏尿性急性腎障害患者の低 Na 血症

- 間欠的血液透析を実施すると，急速な血清 Na 濃度の上昇が起こる．
- 低 Na 透析液，補充液を用いた血液透析，持続緩徐式血液透析濾過を実施すれば血清 Na 濃度の過補正は避けられるが，血清 Na 濃度の変化に応じて透析液を調整し直す必要があり煩雑である．
- 特別な透析液を作成しなくても，血清 Na 濃度の変化にあわせて 5%ブドウ糖液を投与することで簡便，安全，確実に血液浄化療法を実施する方法がある．詳細は「Kidney International Report」[2]誌を参照(無料ダウンロード可)．

3 過補正(急速な血清 Na 濃度の上昇)への対応

- 急速な血清 Na 濃度の上昇は，浸透圧性脱髄症候群を招く危険があるため，補正の上限は治療開始後 24 時間で 10 mEq/L 以内とする．
- 低 Na 血症の治療開始後，血清 Na 濃度の変化をモニターする．血清 Na 濃度の上昇が 24 時間で 8 mEq/L に達した時点で，それ以上の上昇を防ぐため介入を開始する．
- 多飲，溶質摂取不足による低 Na 血症で低張尿の多尿を見た場合には，過補正のリスクが高いため，6 mEq/L 上昇した時点で過補正防止介入を考慮する．
- 血清 Na 濃度上昇を防ぐため 5%ブドウ糖液を補充する．
- 前 1 時間の尿量を，5%ブドウ糖液を用い次の 1 時間で補充する．
- 体重×(3〜4)mL の 5%ブドウ糖液を補充すると，血清 Na 濃度は約 1.0 mEq/L 低下する(高 Na 血症の項を参照)．
- 時間あたり 0.25 mL/kg 以上の 5%ブドウ糖液を投与すると，高血糖を招く．時間尿量 200 mL 以上ならば DDAVP(デスモプレシン)を点鼻し，自由水過剰排泄(血清 Na 濃度の過剰補正)を防ぐ．

処方

- デスモプレシン点鼻　2 パフ(5μg)
効果が不十分ならば 5 → 10 → 15μg　と増量

MEMO
Edelman 式[3)]

血清 Na 濃度 = $\dfrac{\text{体内 Na}_E + K_E}{\text{体水分量}}$

Adrogue 式：輸液 1L 投与後の血清 Na 濃度の変化(mEq/L)

Δ PNa (mEq/L) = $\dfrac{(\text{輸液 Na + K 濃度}) - \text{患者血清 Na 濃度}}{\text{体水分量} + 1}$

※血清 Na 濃度異常に関係する式の大部分は Edelman 式の応用である．

※ Na_E, K_E は交換可能な Na, K を意味する．

MEMO
3%NaCl を 1 mL/kg 投与すると，血清 Na 濃度は 1 mEq/L 上昇する[4)]

Na 欠乏量=(目標 Na 濃度－血清 Na 濃度)×体水分量
血清 Na 濃度を 1 mEq/L 上昇させるのに必要な Na 投与量は(目標 Na －血清 Na)が 1 なので，1 ×体水分量(mEq)
3%NaCl 液の Na 濃度は，510 mEq/L = 0.51 mEq/mL なので，3%NaCl 液必要量は
(体重× 0.6 mEq)÷ 0.51 mEq/L ≒ 1 ×体重 mL

高ナトリウム(Na)血症

概念と治療ポイント

- 自由水の過剰喪失もしくは Na の過剰負荷で起きる．
- 腎臓(尿崩症，浸透圧利尿)，消化管(下痢，嘔吐)，皮膚(発汗)からの自由水の喪失によることが多い．
- 体内の自由水保持は，① ADH 分泌による尿濃縮，②視床下部の口渇中枢の刺激による飲水によって調整され，これらの障害で高 Na 血症が発症する．
- 治療は自由水補充であるが，脳浮腫による神経障害など重篤な合併症を防ぐために補正速度に注意する．

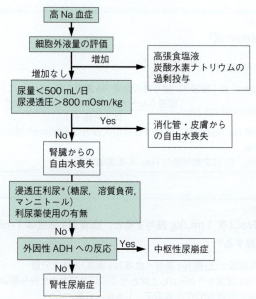

図 14-2 高 Na 血症の鑑別
*浸透圧利尿：1日尿中浸透圧物質排泄量＞ 900 mOsm
（体重あたり 15 mOsm）
尿中浸透圧排泄量＝尿浸透圧(mOsm/kg)×尿量(L)

定義と診断

高 Na とは，低血清 Na 濃度 >145 mEq/L の状態をいう．

鑑別診断と検査の進め方(図 14-2)

- 病歴と身体診察で原因が推測できることが多い．
- 飲水摂取困難（高齢・乳幼児・意識障害），自由水喪失（発汗過多，尿崩症，下痢）．
- 細胞外液量の評価，尿量，尿浸透圧．
- 高 Na 血症ならば，最大濃縮尿（尿浸透圧 > 800 mOsm/kg），尿量減少（尿量 < 500 mL）となるはず．最大濃縮尿・尿量減少となっていなければ，尿崩症ないし浸透圧利尿を鑑別する．

14 低ナトリウム血症・高ナトリウム血症

- 尿浸透圧物質(尿浸透圧×尿量)＞10 mOsm/患者体重 kg/日ならば,浸透圧利尿である.

治療方針

- 細胞外液量,自由水欠乏量を評価する.
- 循環動態が不安定で,体液量減少があれば生理食塩液を用いた初期輸液を行い,循環動態が安定してから血清 Na 補正の治療を行う.
- 急速な補正は脳浮腫を招くので,緩徐な補正(＜0.5 mEq/L/時, 24 時間で＜8〜12 mEq/L)が安全.
- 高張 Na 液(高張食塩,高張炭酸水素 Na)過剰投与による急性・症候性高 Na 血症では,急速な補正(1 mEq/L/時)でも危険は少ない.

- 自由水欠乏量 $= \dfrac{\text{血清 Na 濃度} - 140}{140} \times \text{体水分量}$
- 体重(kg)×4 mL の自由水(5%ブドウ糖)投与で,血清 Na 濃度は時間あたり約 1 mEq/L 低下する.

1) 循環動態が不安定で細胞外液量減少を伴うとき
🖉 処方
- 生理食塩液　500〜1,000 mL/時　循環動態が安定するまで

2) 急性症候性高 Na 血症に対する緊急初期治療
🖉 処方
- 5%ブドウ糖液　2〜4 mL/kg/時で点滴開始
- 症状消失するか 5 mEq/L までは 1 mEq/L/時の低下速度.
- 血清 Na 濃度をモニターし,過剰補正なら投与速度を減じる(24 時間で 8〜12 mEq/L 以内).

3) 慢性症候性高 Na 血症に対する初期治療
- 慢性高 Na 血症を急速に補正すると脳浮腫の危険がある.
- 脳浮腫を防ぐため緩徐に補正(24 時間で 8 mEq/L 以内, 48 時間で 18 mEq/L 以内).
- 症状が改善したら,原因に対する治療を行う.

🖉 処方
- 自由水欠乏補充として 5%ブドウ糖液　1〜2 mL/kg/時で開

始する
- 維持輸液として3号液(ソルデム®3など)　1,500～2,000 mL/日
- 体重×1 mL/kg/時の速度で5%ブドウ糖液を補充すると，血清Na濃度は時間あたり0.25 mEq/L(24時間あたり6 mEq/L)で低下することが期待される．
- 血清Na濃度をモニターし，補液速度を適宜増減する．

自由水投与量の計算

$$自由水欠乏量 = \frac{血清Na濃度 - 140}{140} \times 体水分量 \quad \cdots ①$$

1 mEq/L/時で補正するには，上記欠乏量を(血清Na濃度-140)時間かけて投与すればよい．

体水分量を体重の40～60%と仮定すると，時間あたりの自由水投与量は，

$$① \div (血清Na濃度 - 140) = \frac{体重 \times (0.4 \sim 0.6)}{140} \fallingdotseq 体重 \times (3 \sim 4)\,mL$$

0.5 mEq/L/時で補正するには上記の半量．
時間あたり体重×(1～2)mL．

---

4) 尿崩症による高Na血症
- 症候性であれば上記の治療を行ったうえで，尿崩症に対する治療を行う．
- 中枢性尿崩症では，酢酸デスモプレシン(DDAVP)．

処方
- デスモプレシン　1回5～10μg　1日1～2回　点鼻

- 腎性尿崩症では減塩とサイアザイド系利尿薬．

処方
- フルイトラン®(2 mg)　1回1錠　1日3回　経口

5) 体液量過剰
- 医原性のNa過剰投与(炭酸水素Na，高張食塩水)によって体液量過剰があれば，①フロセミド投与，②血液浄化療法(ECUM，限外濾過法)などによるNa除去を併用する．

文献

1) Spasovski G, et al : Clinical practice guideline on diagnosis and treatment of hyponatraemia. Eur J Endocrinol 170 : G1-G47, 2014
2) Hasegawa M : A case of continuous venovenous hemofiltration for anuric acute kidney injury with severe hyponatremia: a simple method involving flexible adjustment of sodium replacement solution, Kidney International Reports 1 : 85-88, 2016
3) Edelman IS : Interrelations between serum sodium concentration, serum osmolarity and total exchangeable sodium, total exchangeable potassium and total body water. J Clin Invest 37 : 1236-1256, 1958
4) 小松康宏, 西崎祐史, 津川友介. シチュエーションで学ぶ輸液レッスン 改訂第2版. メジカルビュー社, 2015

〈伊藤雄伍〉

15 低カリウム血症・高カリウム血症

低カリウム(K)血症

概念と治療ポイント

- K摂取不足, 細胞外から細胞内へのKシフト, 体外へのK喪失(腎排泄, 消化管からの喪失)などさまざまな原因がある.
- 血清K濃度が3 mEq/L未満では, 筋力低下, 倦怠感, 2.0〜2.5 mq/L未満では横紋筋融解, イレウス, 便秘, 不整脈などがみられる.
- 慢性低K血症では尿濃縮力低下, 腎間質障害が生じる.
- 治療の原則はK喪失を防ぎ, Kを補充することである.
- 治療の緊急性は低K血症の重症度, 基礎疾患, 血清K値の低下速度, 心電図異常や症状の有無と程度による.
- 治療により高K血症となり, 致死的不整脈をきたすこともある. K補充は原則として経口的に行う.

定義と診断

- 低K血症とは, 血清K濃度 < 3.5 mEq/L の状態をいう.
- 臨床症状が出現するのは, 血清K濃度 < 2.5 mEq/L 以下のことが多い.
- 偽性低K血症を除外する. 採血後の検体内でKが細胞内に取り込まれるため起こる. 白血球数 > 20万/mm^3 の白血病などでみられる.

鑑別診断と検査の進め方(図15-1)

- 初期検査項目
  - 血液検査項目:Na, K, Cl, HCO$_3^-$, Mg, 血糖, BUN, Cr, 浸透圧. 高血圧があれば血漿レニン活性, 血漿アルドステロン値.

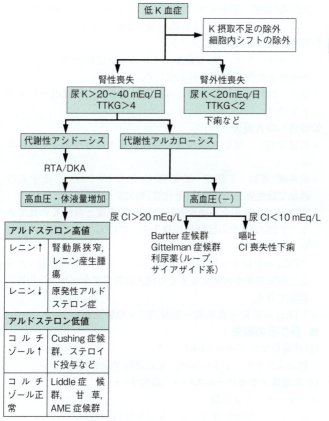

図 15-1 低 K 血症の鑑別

- 尿検査項目：随時尿 Na, K, Cl, Cr, Ca, 浸透圧, 蓄尿 K.
- 心電図.
- K 摂取不足, 細胞外から細胞内へのシフト, K の体外への喪失を分けて考える.

1) K 摂取不足

- 体内での K の分布は 98％が細胞内に存在し, 短期間の K 摂取量低下では低 K 血症をきたさない.

- 長期間(数週〜数か月)の飢餓やコントロール不良の糖尿病などでは、K摂取量不足による低K血症が起こりうる.

2) 細胞外から細胞内へのシフト
- アルカローシス、β_2作動薬、インスリンは細胞内へのK流入を増加させ低K血症を引き起こす.
- 数分〜数時間の単位で起こった低K血症は、細胞内へのシフトを疑う.

3) 体外へのK喪失
- 蓄尿を行い、尿中K排泄量で腎性喪失か非腎性喪失を判断する.
- 尿検査(蓄尿、TTKG、尿K/尿Cr比など)を行い、尿中K排泄量で腎性喪失か腎外性(消化管)喪失かを判断する.
- TTKGは皮質集合尿細管管腔内液のK濃度と血清Kの比である. TTKG<2ならば腎外性喪失を、TTKG>4であれば腎性喪失が疑われる.
- TTKGの有用性を疑問視する向きもあるが、限界を知ったうえで蓄尿結果が判明するまでの間、腎性喪失を判断する指標に利用できる.
- TTKG = 尿K ÷ 血清K ÷ 尿浸透圧 × 血漿浸透圧

■ 腎からの喪失

(1) 代謝性アシドーシス(+)
- 糖尿病性ケトアシドーシス、尿細管性アシドーシス.

(2) 代謝性アルカローシス(+)、高血圧(+)
- アルドステロン高値
  レニン↑:腎動脈狭窄、レニン産生腫瘍
  レニン↓:原発性アルドステロン症
- アルドステロン低値
  コルチゾール↑:Cushing症候群
  コルチゾール正常:Liddle症候群、甘草、AME症候群

(3) 代謝性アルカローシス(+)、高血圧(−)
- 尿Cl高値(>20 mEq/L):
  ・Bartter症候群、ループ利尿薬(尿Ca/Cr>0.20)
  ・Gittelman症候群、サイアザイド系利尿薬(尿Ca/Cr<0.15)
  ＊尿Ca/Crの単位はmol比

- 尿 Cl 低値(＜10 mEq/L)：嘔吐，経鼻胃管からの胃液喪失
- 低 Mg 血症：Mg が欠乏すると筋細胞内への K 流入が減少し，K 利尿が生じる．Mg は皮質集合管の K チャネル(ROMK)に作用し K 分泌を抑制しているので，Mg 欠乏では K 分泌が亢進する．

治療方針

- 低 K 血症による重篤な合併症(不整脈，神経筋麻痺，横紋筋融解など)を防ぐことが重要である．
- 低 K 血症の原因となる基礎疾患を治療する．
- KCl の経口補充を基本とする．経口的な KCl 投与は速やかに腸管から吸収される．
- 点滴補充を行うのは，経口・経腸投与ができない患者か，四肢麻痺や不整脈などの重篤な合併症の患者に限定する．
- K の細胞内外再分布異常がなければ，血清 K 値 2 mEq/L の低下は総体内 K の 400〜800 mEq の減少に該当する．
- Mg 欠乏を合併している場合には，Mg も補充する．

1) 経口的な K 補充

◎ 処方

- 塩化 K 徐放剤(スローケー®) K 錠 8 mEq　1 回 2 錠　1 日 2 回　食後経口投与．年齢，症状により適宜増減(添付文書)

- 症状・程度にもよるが，欧米の教科書では 40〜100 mEq/日の補充を推奨するものが多い．
- 健常人の K 摂取量は 50〜100 mEq/日である．K 欠乏患者に対しては，添付文書にある 1 日 4 錠ではなく「適宜増減」が必要なことが多い．
- アシドーシス合併例では，塩化 K ではなくグルコン酸 K を用いる．

◎ 処方

- グルコン酸 K 錠 5 mEq　1 回 K 10 mEq 相当量　1 日 3〜4 回投与．症状により適宜増減

2) 経静脈的な K 補充

- 治療による高 K 血症の危険があるので，できる限り避ける．
- 高度(血清 K ＜ 2.5 mEq/L)，症候性(不整脈など)，経腸的な

投与ができない場合に限り経静脈的な K 補充を選択する．

処方

- 生理食塩液 500 mL ＋ KCl(20 mEq/20 mL) 20 mL
  - ＊ K 濃度は約 40 mEq/L

- 麻痺や重篤な不整脈がない限り，カリウム投与速度は 20 mEq/時を上限とする．
- 末梢静脈からの投与では，輸液中の K 濃度の上限は 60 mEq/L までとする．
- 高度・症候性の低 K 血症で，体液過剰があり輸液量に制限がある場合には，中心静脈から高濃度 K 製剤を点滴静注することもある．この場合でも，時間あたり投与量は原則として 20 mEq までとし，集中治療室の心電図モニター下で行うこと．
- 高濃度 K 製剤の処方・調剤・投与に関する院内方針手順を作成し遵守する．点滴ボトルへの K 混注は薬局で調剤することを原則とする．
- K ＞ 2.5 mEq/L となれば，経口的補充に切り替えることを考慮する．

高カリウム(K)血症

概念と治療ポイント

- 心電図異常を伴った重篤な高 K 血症，血清 K ≧ 6.5 mEq/L は緊急治療の対象である．
- 急性か慢性か，高 K 血症は進行性か(腫瘍崩壊症候群，圧挫症候群では K 上昇が続く危険あり)，腎臓からの K 排泄が期待できるか(GFR と尿量)を判断し，緊急透析が必要になる可能性を評価する．
- 緊急透析が必要になる可能性があれば，腎臓内科・透析室に連絡する．

定義と診断

- 高 K 血症とは，血清 K 濃度 ＞ 5.5 mEq/L の状態をいう．

鑑別診断と検査の進め方

- 病歴，薬剤服用歴(RAS 阻害薬など)，食事摂取内容(K 負荷の可能性)，腎不全のリスク因子の有無を聴取する．
- バイタルサイン，神経筋症状，心電図所見を評価．
- 溶血の有無を確認し，偽性高 K 血症を否定する．
- 緊急性の判断と並行して鑑別診断を行う．
- 初期検査項目
  - 血液検査：BUN，Cr，Na，K，Cl，HCO_3^-，血漿浸透圧，血算．
  - 尿検査：尿 pH，尿浸透圧，尿 Cr，尿電解質．
  - 心電図．

1) K 過剰摂取
- K の過剰摂取のみで高 K 血症をきたすことはまれであり，腎機能障害などの K 排泄障害を伴うことが多い．
- 問診で食事内容，内服薬を確認する．
  - K を多く含む食材：生野菜，果物，海藻，豆類，いも類．
  - 内服薬：経口カリウム補充薬，ACEI，ARB，NSAIDs，K 保持性利尿薬，ST 合剤．

2) 細胞内から細胞外へのシフト
- 代謝性アシドーシス，インスリン欠乏，β 遮断薬，細胞崩壊，高浸透圧(高血糖，大量の造影剤使用)．
- 数分〜数時間単位で起こる．

3) 排泄障害
- 腎臓からの K 排泄が低下するのは，①高度腎不全(GFR<10 mL/分/1.73 m^2)，②尿細管(皮質集合管)からの K 分泌低下．
- 皮質集合管での K 分泌を規定する因子は，①遠位ネフロンへ到達する尿流量，②皮質集合管への Na 到達量，③皮質集合管管腔内陰性荷電，④アルドステロン作用，⑤細胞内 K 濃度．
- 体液量減少では上記①②が低下，過度の塩分制限では②が低下，副腎不全や RAS 阻害薬では④が低下する．
- 蓄尿で K 排泄量< 40 mEq/ 日，TTKG < 5 では腎臓からの K 排泄障害が疑われる．

治療方針(表 15-1)

- 緊急に治療が必要な致死的高 K 血症かどうかを判断する.
- 心電図異常, 血清 K ≧ 6.5 mEq/L ならば緊急治療が必要.
- 腎臓からの K 排泄が期待できず(乏尿), 進行性の高 K 血症ならば緊急透析の準備も併行して行う.
- 高 K 血症の治療は, ①心臓への影響を拮抗(K>7 mEq/L ないし心電図異常), ②細胞内への K 移動を促進(6～7 mEq/L の中等・重症例に対する一時措置), ③体外への K 排泄.

1) 不整脈予防・心臓への影響を拮抗

- カルチコール®注射液 8.5%　10 mL　2～5 分で緩徐に静注

- 心電図に変化がなければ 5 分後に再投与.
- 高 Ca 血症はジゴキシンの毒性を高めるので, ジゴキシン服用患者では不整脈誘発に注意し, 上記量を 5%ブドウ糖液 100 mL に溶解し 30 分以上かけて点滴静注.

2) 細胞内への K 移動を促進(一時的措置)

- GI 療法
ヒューマリン®R　5 単位 + 50%ブドウ糖 40 mL　5～10 分程度で静注

- 1 時間ごとに血糖をモニターする.
- 糖尿病患者で血糖 ≧ 300 mg/dL ならばインスリンのみ投与し, 血糖をモニターする.

3) 体外への K 排泄促進

- 1.26%炭酸水素 Na「フソー」　2 mL/kg/時で点滴投与
- フロセミド　20～200 mg 静注

- 等張性炭酸水素 Na 投与は, 管腔内陰性荷電増強により皮質集合尿細管からの K 分泌を刺激する.
- 無尿患者では効果は期待できないが, 高度代謝性アシドーシス患者では細胞内への K 移動促進作用があるかもしれない.
- フロセミドと併用することで腎臓からの K 排泄が促進される.

処方

・陽イオン交換樹脂
カリメート®散 5〜15g 8時間ごとに経口投与

4) 血液浄化療法

- 即効,確実に体外に K を除去できる.
- 急速に血清 K 値を低下させたいときは,間欠的血液透析を選択する.
- 腹膜透析も,通常の1日4回交換ではなく,短時間・頻回交換を行えば高 K 血症の治療に有効である.

表 15-1 高 K 血症の治療の比較

	効果発現時間	効果持続時間	副作用
カルチコール	1〜3分	30〜60分	高 Ca 血症
GI 療法	20分	4〜6時間	低血糖
炭酸水素 Na	5〜10分		代謝性アルカローシス,溢水
ループ利尿薬	15分	2〜3時間	脱水
陽イオン交換樹脂	2時間以上	4〜6時間	注腸で腸管壊死

(伊藤雄伍)

16 低カルシウム血症・高カルシウム血症

概念と治療ポイント

- カルシウム(Ca)は，骨の構成成分であるとともに細胞内Caは酵素反応や受容体活性化，筋収縮，血小板凝集などに関与する．
- 血清Ca濃度は，副甲状腺ホルモン(PTH)と活性型ビタミンDによって調節されている．
- 血清総Ca濃度は8.5〜10.5 mg/dL (2.2〜2.6 mmol/L) で，そのうち約半分が蛋白に結合，半分がイオン化している．
- Ca濃度の単位に注意する．

Ca　10 mg/dL = 5 mEq/L = 2.5 mmol/L

低カルシウム(Ca)血症

定義

- 血清Ca値 < 8.4 mg/dL
- イオン化Ca値 < 4.2 mg/dL (2.0 mEq/L, 1.0 mmol/L)
- 血清アルブミン濃度が4 g/dL未満では補正する．

補正Ca濃度 = 実測Ca + (4 − アルブミン)

鑑別診断と検査の進め方

1 主な原因と症状

- 副甲状腺機能低下症，ビタミンD欠乏，活性化障害(慢性腎臓病)，薬剤性(ビスホスホネート，カルシトニン，シナカルセトなど)，高リン血症(腫瘍崩壊症候群，横紋筋融解)，急性膵炎，敗血症．
- 症状：テタニー，Chvostek徴候，Trousseau徴候，不随意運動，

けいれん，心筋収縮力低下，心不全.

2 検査
- 血清リン，副甲状腺ホルモン，ビタミンD〔25(OH)D，保険適用外〕，血清マグネシウム(Mg)，腎機能(血清Cr).

治療方針

- 症状の重篤性に応じて治療を行う．数値補正が目標ではない．
- テタニーや不整脈など症状があれば緊急治療を行う．高Ca血症や異所性石灰化を招かぬよう，過剰なCa補充に注意する．

1 重症症候性低Ca血症
- イオン化Ca値 < 2.0 mEq/L かつ重篤な症状(痙攣，筋力低下，不整脈).

1) グルコン酸Ca液の緩徐な静注

処方
- グルコン酸Ca(カルチコール®注射液8.5%)　10~20 mL
  50 mLの生理食塩液で希釈し，10~20分で緩徐に静注

- 治療中は必ず心電図をモニターを装着する．
- 経口摂取が可能なら経口炭酸カルシウム投与を併用する．
- ビタミンD欠乏，副甲状腺機能低下症が疑われる場合には，活性型ビタミンDを投与.
- 低Mg血症があればMgを補充する．

2) Ca持続点滴静注(低Ca血症の改善が不十分なとき)

処方
- グルコン酸Ca(カルチコール®注射液8.5%)　60 mL
  生理食塩液ないし5%ブドウ糖液440 mLに溶解(合計500 mL)
  Ca濃度約1 mg/mLの溶液を30 mL/時から開始

- 4~6時間ごとに血清Ca濃度を測定し，正常下限に維持．
- Ca < 1.8 mEq/L なら投与速度を上げる(10 mEq/時)
- Ca > 2.1 mEq/L なら投与速度を下げる(10 mL/時)か中止．
- Ca > 2.5 mEq/L ならば持続点滴を継続してはならない．
- 高P血症がある場合はCa持続点滴は行わない(血管石灰化の危険).

2 無症候性低 Ca 血症

- 経口的に Ca を補充する.

処方

・沈降炭酸 Ca　1g　1日3回

- Ca として1日1〜2gを投与する.
- 炭酸 Ca($CaCO_3$)は1gあたり400mgのCaを含む.
- Pと結合するので食直後は避ける.
- 腸管からの Ca 吸収を促進するためビタミン D 製剤を併用.

> **MEMO**
>
> **Chvostek 徴候**
>
> 外耳孔前方の顔面神経根部をハンマーで叩打し,口輪筋の収縮をみる現象.
>
> **Trousseau 徴候**
>
> 血圧計のマンシェットを収縮期圧＋20mmHgで3分間保ち,手指筋の緊張性痙攣によって起こる助産師手位の現象.

高カルシウム(Ca)血症

定義

- 血清 Ca 値 >10.5 mg/dL,イオン化 Ca 値 > 5.2 mg/dL を高 Ca 血症という.

鑑別診断と検査の進め方

1 主な原因

- 外来でみられる高 Ca 血症の大部分は,原発性副甲状腺機能亢進症である.
- 高齢者ではビタミン D や Ca 製剤,サプリ服用が原因であることも多い.
- 入院患者にみられる高 Ca 血症の大部分は悪性腫瘍による.
- HHM(humoral hypercalcemia of malignancy):腫瘍からの副甲状腺ホルモン関連蛋白(PTHrP)の過剰産生による.
- LOH(local osteolytic hypercalcemia):腫瘍の広範な骨転移に

表 16-1 高カルシウム血症の鑑別診断

iPTH	PTHrP	P	原因	
↑	↓	↓	原発性副甲状腺機能亢進症 家族性低 Ca 尿性高 Ca 血症(FE_{Ca}<1%)	
↓	↑	↓	悪性腫瘍(HHM)	
↓	↓	↑	ALP ↑	悪性腫瘍骨転移(LOH) 甲状腺機能亢進症, 副腎不全
			VD ↑	VD 中毒, サルコイドーシス, 結核, 悪性リンパ腫

VD:ビタミン D

より, 局所の骨吸収が促進される.
- その他の原因として, ビタミン D 活性亢進(ビタミン D 過剰摂取), 慢性肉芽腫性疾患(内因性ビタミン D 産生増加), ミルクアルカリ症候群, 長期間にわたる臥床 immobilization.

2 症状
- 12~14 mg/dL:多尿, 多飲, 脱水, 食思不振, 嘔気.
- >14 mg/dL:傾眠, 錯乱, 昏迷, 昏睡.

3 検査
- 薬歴聴取(ビタミン D, サイアザイド利尿薬).
- 血清 iPTH, 血清 Ca, P, PTHrP(iPTH 低値の場合, **表 16-1**)

治療方針

- 症状が重篤な場合や血清 Ca>12.0 mg/dL では, 急性期治療を行う.

1 重症症候性高 Ca 血症
1)輸液
- 生理食塩液を投与する(2~6 L/日).
- 細胞外液量を補正し, 時間 100~150 mL の尿量を確保.
- 細胞外液量過剰があればループ利尿薬を投与.

処方
- フロセミド 20~40 mg を 1 日 2~4 回静注

2)カルシトニン製剤
- 副作用なく, 即効性がある. 腎不全にも安全に使用できる.

- タキフィラキシー(急性の脱感作)のため数日で効果減弱.

- エルカトニン(エルシトニン®注) (40 単位/A)
  1 A を筋注ないし生理食塩液 50 mL に溶解し, 1〜2 時間かけ点滴静注. 1 日 2 回, 3 日間

3) ビスホスホネート製剤
- 骨からの Ca 放出を抑制.
- 悪性腫瘍による高 Ca 血症が保険適用.
- 効果発現には 1〜3 日, 効果は 2 週間持続.
- 腎障害患者では慎重投与.

- ゾレドロン酸水和物(ゾメタ®) 4 mg を生理食塩液または 5% ブドウ糖液に溶解し, 15 分以上かけて点滴静注

4) 副腎皮質ホルモン
- ビタミン D 産生過剰による高 Ca 血症に有効.

処方

- プレドニゾロン 20〜40 mg/日

5) 血液透析
- 重篤な高 Ca 血症(>16.0 mg/dL), 心不全, 腎不全合併例.

2 無症候性高 Ca 血症
- 原疾患に応じた治療を行う.

(山本博之)

17 低リン血症・高リン血症

低リン(P)血症

概念と治療ポイント

- リン(P)は約85%が骨に存在し，残りの大部分は細胞内に存在している．血清(無機)P濃度は全体の1%程度で，体内総P値を反映しない．
- 低P血症は必ずしもP欠乏を意味しない．急性低P血症の多くは細胞内への移行によることが多く，無症状であれば基礎疾患の治療でよい．
- 主な原因は①腸管からの吸収障害，②腎臓からの排泄増加，③細胞内への移動，である．
- 腎臓からのP排泄増加の原因は①副甲状腺ホルモン過剰，②P利尿因子(FGF23)過剰，③近位尿細管P再吸収障害，④尿流量増加(浸透圧利尿)などがある．
- 細胞内への移動には，呼吸性アルカローシス，低栄養やアルコール依存症患者への中心静脈栄養による栄養補充(refeeding症候群)，副甲状腺摘除後の骨へのP移動(hungry bone症候群)がある．
- 中心静脈栄養(TPN)投与中の患者で，市販の高カロリー輸液パッケージを利用せず医師が自作のTPNを処方する場合に，医原性のP，Mg欠乏が生じうるので注意する．必須元素であるP，Mgを混注し忘れることがあるためである．

定義と診断

- 血清P値<2.5 mg/dL(0.8 mmol/L)を低P血症とする．
- 体内総P量が不足し，血清P値が1 mg/dL以下であれば症状が出現する．
- 症状はさまざまで，筋に関する異常(横紋筋融解，筋力低下，

心不全),神経症状(異常感覚,構音障害,傾眠,錯乱,痙攣,昏睡)などがある.
- 麻痺,錯乱,痙攣などの重篤な症状は,P 濃度が 0.8 mg/dL 未満で起こりやすい.

鑑別診断と検査の進め方

- 低 P 血症の原因を**表 17-1** に示す.
- 細胞内外のシフトが原因であることが否定できれば,腎からの排泄の評価が有用である.
- 腎臓への P 排泄増加の診断には,FE_P ないし %TRP を測定する($\%TRP = 100 - FE_P$).
- $FE_P = \dfrac{尿P \times 血清クレアチニン}{尿クレアチニン \times 血清P} \times 100\,(\%)$ であり,5% 以上ならば腎臓からの喪失が示唆される.

治療方針

- 治療の基本は補充だが,P 欠乏が存在するか,臨床症状が出現

表 17-1 代表的な原因とその分類

腎からの排泄
・一次性／二次性副甲状腺機能亢進症,腎移植後
・ビタミン D 欠乏・効果不良
・Fanconi(ファンコニ)症候群など尿細管疾患
・腫瘍性骨軟化症
・各種遺伝性疾患
・薬剤(アセタゾラミド・テノホビルなど)
など
腸管吸収の低下
・ビタミン D 欠乏・効果不良
・P 摂取不良
・下痢など腸管吸収障害
・薬剤(P 吸着薬)
細胞外より細胞内へのシフト
・refeeding 症候群
・急性呼吸性アルカローシス
・hungry bone 症候群など
透析療法による体外への過剰除去

しているかを評価する．

1 急性中等度低 P 血症（1.0〜2.5 mg/dL）

- 入院患者にみられることが多い．
- もともと P 欠乏がなければ，P の細胞内移行による場合が多い．
- 細胞内 P 濃度は増加しており，無症状ならば通常は基礎疾患を治療するのみでよい．

2 急性・症候性・重度低 P 血症（< 1 mg/dL）

- 経静脈的な補充を考慮する．
- 体内の P 欠乏量は血清 P 濃度から予測できないため，経静脈補充中は 6〜12 時間ごとに P，Ca 濃度をモニターする．

処方

> ・リン酸 Na 補正液 0.5 mmol/mL（1 A＝20 mL は 10 mmol に相当）
> 1 A を 500 mL の生理食塩液に希釈・溶解し 6 時間以上かけて点滴静注

- 初期投与量は 0.08〜0.16 mmol/kg（体重 60 kg で 5〜10 mmol）を 6 時間以上かけて投与する．
- 血清 P 値が 1.5 mg/dL 以上となり経口投与が可能ならば，静注は中止する．
- 異所性石灰化を防ぐため，血中 Ca × P 積が 50 を超えないように注意する．
- P と同時に K 欠乏も合併しているときには，リン酸 K 製剤を選択することもある．高濃度 K 注射薬なので，投与にあたっては希釈溶解し，医原性高 K 血症をまねかないよう細心の注意を払う．

処方

> ・リン酸二カリウム補正液 1 mEq/mL
> （1 A＝20 mL，P 20 mmol，K 20 mEq に相当）
> 1 A を 500 mL の生理食塩液に希釈溶解し 6 時間以上かけて点滴静注

- 投与中はカリウム，P，カルシウムをモニターする．

3 軽症例（血清 P > 1.5 mg/dL）

- P として 0.5〜1.0 g を 1 日 2〜3 回経口投与する．

- 古典的にはスキムミルクが用いられたが,現在はリン酸Na製剤が市販されている.
- ビタミンD欠乏があれば,ビタミンDを補充する.

処方

- ホスリボン®配合顆粒　1日20〜40 mg/kgを分割して内服（1包あたりPとして100 mg. 最大 3,000 mg/日）

- 血清P濃度は服用1〜2時間後に最高に達し,その後急激に低下することから,血清P濃度を保つためには投与を分割し,1日あたりの投与回数を増やすことが望ましい.
- ホスリボン®は1包あたりNaを94 mg含む.

高リン(P)血症

概念と治療ポイント

- 高P血症は慢性・急性の両者あるが,腎不全に合併する慢性高P血症が多い.
- 急性高P血症の臨床症状は主に広範なリン酸Caの沈着と,それによる低Ca血症によって生じる.テタニー,痙攣,急速な腎石灰化(急性腎障害を招く),心臓石灰化(急性心ブロック)などがある.
- 合併症への対応と腎からの排泄促進が治療の中心である.腎不全や症候性の低Ca血症を伴う重度の高P血症に対しては,血液透析も考慮する.

定義とリスク評価

- 高P血症は,血清P濃度が正常を超える範囲,すなわち4.5 mg/dLを超える場合(1.8 mmol/L)として定義される.
- 慢性高P血症では,緊急対応は不要なことが多い.
- 急性高P血症で特に組織崩壊を伴う場合には,急性腎障害や低Ca血症の対応が必要となる.

発症予防

- 腎障害患者に内視鏡前処置で緩下剤を投与する際には,P,Mgを含まない製剤を使用する.

表17-2 代表的な原因と分類

腎からの排泄低下
- 腎機能障害
- 尿細管からの再吸収増加
    - 副甲状腺機能低下症(偽性も含む)
    - 薬剤(ビタミンD中毒・ビスホスホネート)
    - 末端肥大症
    - など

急性のP負荷
- 過剰摂取(内視鏡前処置でPを含む製剤の過剰負荷となることがある)
- 急激な組織崩壊(腫瘍崩壊・横紋筋融解症など)
- ビタミンD中毒

細胞内より細胞外へのシフト
- アシドーシス

偽性高P血症
- 高ガンマグロブリン血症(多発性骨髄腫など)など
- 脂質異常症
- 高ビリルビン血症
- 溶血
- 薬剤(アムホテリシンB,ヘパリンなど)

鑑別診断と検査の進め方

- 高P血症の原因を**表17-2**に示す.
- 著しい高ガンマグロブリン血症などではP測定法に影響し,P値は正常範囲なのにもかかわらず高値と報告されることがある(偽性高P血症).
- 腎臓からのP排泄の評価には,FEpまたは%TRPが有用である.

治療方針

- 腎不全に伴った慢性高P血症では,食事制限や吸着薬で管理する(透析合併症の項65頁を参照).
- 急性高P血症に対しては,原疾患の治療とともに合併するAKIならびに低Ca血症の治療を行う.
- 生理食塩液の補液を行うと,腎臓からのP排泄を促進できる.
- 腎不全や症候性低Ca血症を伴う重度高P血症に対しては,血液透析を考慮する.

文献

1) Subramanian R, Khardori R : Severe hypophosphatemia. Pathophysiologic implications, clinical presentations, and treatment.Medicine 79 : 1-8, 2000
2) Halevy J, Bulvik S : Severe hypophosphatemia in hospitalized patients. Arch Intern Med 148 : 153-155, 1988
3) Kraft MD, Btaiche IF, Sacks GS, Kudsk KA : Treatment of electrolyte disorders in adult patients in the intensive care unit.Am J Health Syst Pharm 62 : 1663-1682, 2005

〈山本博之〉

18 マグネシウム異常

低マグネシウム(Mg)血症

概念と治療ポイント

- 体内総 Mg の 60％は骨に，39％は細胞内に，わずか 1％が細胞外液に存在する．血清の Mg が基準値内であっても，体全体の Mg 不足は起こりうる．細胞内の Mg 不足は，電解質異常やホルモン異常を誘発する．
- 低 Mg 血症は一般人の 2％，一般病棟の 10〜20％，ICU 病棟の 50〜60％，糖尿病の 25％に認めると報告されている[1]．
- 低 Mg 血症の 40〜60％に低 K 血症を合併する[2]．Mg は遠位尿細管，皮質集合管の K チャネル(ROMK)の K 排泄を抑制している．Mg 濃度低下によってこの抑制機能が破綻し，K の尿中排泄が増加する．
- 高度の Mg 欠乏は PTH 作用を抑制するため，低 Mg 血症に低 Ca 血症が合併することもある．
- 症状出現時は，Mg < 1.0 mg/dL であることが多い．
- 症状は，神経症状，精神症状，循環器症状の 3 つである．
(1) 神経症状：Chvostek 徴候，Trousseau 徴候，筋力低下，けいれん，意識障害(**MEMO** 112 頁参照)．
(2) 精神症状：抑うつ，食欲低下．
(3) 循環器症状：心電図で QRS の開大．T 波増高，心室性不整脈 (torsades de pointes)．
- Mg は小腸上部で吸収され，尿細管で調整されるため，Mg 低下の原因は長期的な摂取不足および腸管の吸収障害か，腎での排泄増加が病態の主因である．
(1) 腸管からの吸収の減少：不適切な Mg 含有の少ない栄養の長期化，吸収不良症候群，アルコール依存症，急性膵炎，ビタミン D 欠乏，小腸切除，PPI(proton-pump-inhibitor)の使用．

(2) 腎での排泄量増加：
- 薬剤による尿細管障害(アミノグリコシド，シスプラチン，アムホテリシンB，シクロスポリン，利尿剤，ジギタリス).
- 先天性疾患〔Bartter症候群，Gitelman症候群，HSH(hypomagnesemia with secondary hypocalcemia).
- FHHNC(familial hypomagnesemia with hypercalciuria and nephrocalcinosis)〕.
- その他(アルドステロン症，高Ca血症による浸透圧利尿など).

(3) その他：広範熱傷時の体表からの消失，急性膵炎，高血糖，カテコラミンの増加.

- 下痢には10〜14 mEq/LのMgが含まれるため，持続するとMgが不足することがある.
- 消化液中のMgは1〜2 mEq/Lであるため，嘔吐に伴いMg不足になることはほとんどない.
- 経口摂取されたMgの約50％は腸管で吸収される.

定義

- 血清Mgの基準値は1.6〜2.5 mg/dLである.
- 血清Mg値が基準値より低い場合(Mg<1.6 mg/dL)を低Mg血症という.
- Mgは原子量24の2価の陽イオンなので，1.25 mEq/L=0.625 mmol/L=1.5 mg/dLの関係がある.

鑑別診断と検査の進め方(図18-1)

診断に必要な検査
- 採血：血算，血液ガス，Na，K，Cl，Ca，P，クレアチニン，血糖，血清浸透圧，アルドステロン.
- 尿検査：尿中Mg，K，Na排泄量，尿浸透圧.
- 随時尿：$FE_{Mg}=[UMg/(PMg \times 0.7)]/(UCr/PCr)$*

  *UMg：尿Mg濃度，PMg：血清Mg濃度，UCr：尿クレアチニン濃度，PCr：血清Cr濃度

  *血清Mgの約30％はアルブミンと結合しているため，0.7を乗じている．血清アルブミンが低い場合は，血清Mgは低く出るが，Mgイオンは低下

```
                    血清 Mg 値低値のレ
                    ポート (<1.8 mg/dL)

   臨床症状・病歴・薬歴の聴取
   下痢・摂食障害・多尿・使用薬剤・家族歴
   重篤な疾患の除外
   意識障害, けいれん, 不整脈
```

| スポット尿(FE_Mg)
>2~3%
腎性喪失の疑い | 蓄尿(尿中総 Mg 量)
>10~30 mg
腎性喪失の疑い | スポット尿(FE_Mg)
<2~3%
腎外性喪失の疑い | 蓄尿(尿中総 Mg 量)
<10~30 mg
腎外性喪失の疑い |

```
尿細管の再吸収障害
・薬剤(利尿剤, ジギタリス, アミノグリコ
  シド, シスプラチン, アムホテリシン B,
  シクロスポリン)
・先天性(Gitelman 症候群, Barrterrs 症候
  群, HSH, FHHNC)
・多尿(高 Ca 血症)
```

```
下痢, 膵炎, 高血糖, カテコラミン過剰,
高アルドステロン症など
```

図 18-1 鑑別診断と検査の進め方

していないことが起こりうる. Mg 排泄率が 2~3% 以上ならば, 尿からの排泄による Mg 不足.
- 蓄尿:低 Mg 血症時の 24 時間蓄尿での尿中 Mg 量が 10~30 mg 以上ならば, 尿からの排泄による Mg 不足.
- 心電図:PR 延長, QRS 幅延長, QT 延長, T 波減高, U 波, 心房性不整脈, 心室性不整脈の有無確認.

治療方針

- 原因, 症状の有無と程度で Mg 補充経路を決める.
- 無症状の場合, 経口的に治療する.
- 症状を伴う低 Mg 血症に対しては経静脈的に治療する.

1 重篤な症状がある低 Mg 血症

- 痙攣, 意識障害, 心電図異常(torsades de pointes, QT 延長など)がある場合は, 硫酸 Mg を緩徐に静注する.

処方

・0.5 mol 硫酸 Mg(20 mEq/20 mL/管)　0.4~0.8 管
上記を緩徐に静注
　症候性(torsades de pointes):5~60 分で静注

痙攣：10 分かけて静注
心停止：5〜20 分で静注

- 急速静注後いったん上昇した Mg は 15 分後から再び低下し始めるので，静注後に点滴静注を行う．
- 補正用硫酸 Mg(0.5 M，MgSO$_4$・7H$_2$O) の 20 mL バイアルには，Mg^{2+}，SO$_4^{2-}$ がそれぞれ 1 mEq/mL 含まれる．硫酸 Mg 水和物 (MgSO$_4$・7H$_2$O) としては 2.46 g，Mg としては 246.1 mg に相当する．

処方

- 0.5 mol 硫酸 Mg(20 mEq/20 mL/管)　2 管
- 生理食塩液 250〜500 mL に希釈溶解　6 時間かけて点滴静注

- 血清 Mg 値をモニターし 2.5 mEq/L 未満に維持する．
- 腎機能低下例では投与量を減らす．
- 深部腱反射を頻回に検査する．腱反射の低下は高 Mg 血症を示唆するので，腱反射が低下したら過剰投与を疑い，投与を中止する．

2 症状のない低 Mg 血症

- 心電図異常のない無症候性低 Mg 血症に対しては経口的な Mg 補充を行う．

処方

- マグラックス®(330 mg)　1 日 3〜6 錠を 2〜3 回に分けて

フォローアップのポイント

- 低 Mg 血症を認める場合には，必ず低 K 血症などの併存する電解質異常がないかのスクリーニングが重要である．
- 点滴にて Mg 補正中は，6〜12 時間ごとに血清 Mg のモニタリングを行う．

高マグネシウム(Mg)血症

概念と治療ポイント

- 高 Mg 血症の原因の多くは,急性か慢性の腎障害(排泄障害)によるものであるが,Mg 製剤の過量投与,溶血,ホルモン異常などでも生じる場合がある.
(1) 腎での排泄量の低下:腎障害・糸球体濾過量の低下による Mg 排泄不全,薬剤性(リチウム).
(2) 腸管での吸収の増加:Mg 含有の多い下剤の多用.腸管運動を低下させる薬剤の使用(抗コリン剤,モルヒネ).慢性便秘.
(3) その他:副腎不全や甲状腺機能低下症による代謝の低下.横紋筋融解症,高度溶血時や熱傷時などの細胞障害時(細胞内から細胞外への流出).
- 臨床的特徴として,徐脈,血圧低下,意識障害,呼吸失調などがある.
(1) 神経症状:神経筋の伝達低下による呼吸筋運動の減弱,意識障害.
(2) 心血管系症状:副交感神経機能優位による徐脈,低血圧,Ca や K チャネルのブロックによる心電図異常(PR 間隔延長,QRS 間隔延長,QT 延長,房室ブロック).重度となると心停止のリスクとなる.
(3) 消化器症状:悪心・嘔吐.
- 血清 Mg 濃度が 4 mg/L 以上となると症状が出現する場合が多い.
  - 4.8~7.2 mg/dL:悪心・嘔吐,顔面紅潮,頭痛,深部腱反射の減弱.
  - 7.2~12 mg/dL:低 Ca 血症,深部腱反射の消失,血圧低下,徐脈,心電図変化.
  - 12 mg/dL 以上:骨格筋麻痺,呼吸障害,完全房室ブロック,心停止.
- 腎障害患者においては,Mg 含有製剤(制酸剤,下剤,注腸薬)の使用や,医原的な経静脈栄養などによる過量の投与により,高 Mg 血症となるリスクが増える[2].

- 低 Mg 血症に比べると頻度は低い[1].

定義と診断

- 血清 Mg 値が基準値より高い場合(Mg>2.6 mg/dL)を，高 Mg 血症という．

鑑別診断と検査の進め方

診断に必要な検査
- 採血：血算，血液ガス，Na，K，Ca，P，Cr，glucose，血清浸透圧，アルドステロン，コルチゾール，ACTH，CPK，TSH，FreeT3，FreeT4，PTH．
- 尿検査：尿中 Mg，K，Na 排泄量，尿浸透圧，ケトン体．
- 心電図：異常波・致死的不整脈の有無の確認．

治療方針

- 無症状で腎機能が正常ならば，Mg 摂取を中止することで改善が期待できる．
- 高 Mg 血症の症状，房室ブロック，呼吸不全があれば緊急治療を行う．Mg 作用の拮抗，Mg 排泄促進，必要に応じ血液透析を考慮する．

治療の実際(症候性高 Mg 血症)
1) Mg 作用の拮抗
 処方

- カルチコール®注射液 8.5%　20〜30 mL
  2〜5 分で静注する(心電図モニター下)

2) Mg 排泄促進
- 腎不全がなければ，生理食塩液投与とフロセミド投与により尿中への Mg 排泄を促がす．

 処方

- 生理食塩液　500 mL　1〜2 時間で点滴投与
  フロセミド　20〜80 mg　静注

3) 血液透析
- 腎不全や重篤な高 Mg 血症に対しては血液透析が有効である．

4) その他の支持療法

- 呼吸筋麻痺による呼吸不全に対しては人工呼吸管理.
- 徐脈性不整脈に対しては一時的ペースメーカー.

フォローアップのポイント

- 高Mg血症は腎機能低下の患者に多い.
- 一方,みかけのCr値は正常であっても,高齢者の場合は高Mg血症を起こす可能性があり,Mg製剤使用者に対するモニタリングは重要である(**MEMO**参照).

> **MEMO**
> **下剤の使用と高Mg血症**
>
> ・Mgは,ほかのイオンに比べて比較的腸管から吸収されにくい物質であり,腸管内で浸透圧勾配を形成し,水分を腸管内にひっぱってくるために下剤として使用される.
> ・消化管処置に使用されるマグコロール®Pは,1包(50g)中に34gのクエン酸Mgを含有しているが,ほとんど吸収されない.しかし,腸管運動が低下している場合は滞留時間が増えるため吸収され,またこれらの便秘を改善しようと下剤の使用量が多くなると,腸管での吸収も増加する.
> ・通常腎臓は,吸収Mg量の3〜10倍を尿で排泄する能力を有するが,腎機能が低下している場合は排泄できなくなるため,高Mg血症に至る.高齢者では,筋肉量の低下とともに血清Cr値も低下するため,腎機能の評価に際しては過大評価をしている場合もあり,下剤使用時にはモニタリングが必要である.

文献

1) Blanchard A, Vargas-Poussou R:[Magnesium disorders]. Nephrol Ther 8:482-491, 2012
2) Musso CG:Magnesium metabolism in health and disease. Int Urol Nephrol 41:357-362, 2009
3) 日本内科学会(編):内科救急診療指針2016. 日本内科学会,2016

(瀧 史香)

19 浮腫と利尿剤

概念と治療ポイント

- 浮腫とは，間質液量が増加した結果みられる触知できる腫脹である．
- ①毛細血管から間質への体液移動の増加を起こす血行力学の変化，②Naと水の貯留によって生じる．
- 全身性浮腫は，腎臓からのNa排泄低下によって生じ，腎機能低下，RA系亢進などの神経内分泌系の変化による．
- 治療の基本は，原疾患・病態の改善，食事塩分制限，利尿薬の適正使用である．

定義と診断

- 浮腫とは「間質液量が増加した結果みられる触知できる腫脹」であり，全身性と局所性に分類される（表19-1）．
- 浮腫の局在，体重の推移，内服薬，腎機能，Na摂取量（可能なら蓄尿）を確認する．
- 全身性浮腫は，Na・水貯留による体液貯留や体重増加があり，腎不全，心不全，肝硬変，ネフローゼ症候群が代表である．

表 19-1 浮腫の原因

全身性	腎でのNa排泄障害：腎不全，腎炎，ネフローゼ症候群 有効循環血液量の減少：心不全，肝硬変 内分泌性：甲状腺機能低下症 薬剤性：NSAIDS，ステロイド
局所性	炎症性：蕁麻疹，蜂巣炎 静脈性（静脈閉塞性疾患）：深部静脈血栓症，血栓性静脈炎，上大静脈症候群，カテーテル挿入後 リンパ性（リンパ管閉塞性疾患）：術後，癌性リンパ管症，フィラリア症 神経血管性：クインケ浮腫

- 局所性の浮腫は，炎症性，静脈性，リンパ性，神経血管性を鑑別する．

鑑別診断と検査の進め方

- 鑑別する際に浮腫の局在，体重の推移，内服薬の内容を確認する．
- 可能であれば蓄尿検査を行い腎機能，塩分摂取量を確認する．
- Na量の過剰による浮腫は全身性であり，腎不全，心不全，肝硬変，ネフローゼ症候群を鑑別する．
- 局所性の浮腫は炎症性のものや，静脈性，リンパ性の循環障害の有無をチェックする．

治療方針

- 浮腫の治療の原則は，①原疾患・病態の治療，②食塩制限，③利尿薬である．
- 浮腫の急激な改善は，循環不全，RA系活性化，腎前性急性腎障害を生じる可能性があるので，1日 0.5〜1.0 kg 程度の体重減少を目指す．

1 食事療法

- 食塩(salt, NaCl)として，5〜6 g(85〜100 mEq)/日の塩分制限を基本とする．
- 入院患者で食事摂取量が少ない場合には，制限を緩和してもよい．

2 薬物療法—利尿薬

- 利尿薬の大多数は，尿細管でのNa再吸収抑制によって尿中へのNa，水排泄を増加させ体液過剰を是正する．主な利尿薬の作用機序を表 19-2 に示す．
- 浮腫の原因となる病態，腎機能，浮腫の程度などから利尿薬を選択する．
- 腎性浮腫ではループ利尿薬を選択する．腎障害のない肝性浮腫(腹水)にはスピロノラクトン，うっ血性心不全ではチアジド系から開始する．
- 少量の経口薬から開始し，反応性をみて増量するが，心不全・腎不全で緊急対応が必要な場合には，初回から高用量のループ

表19-2 主な利尿薬の作用機序

種類	作用機序	濾過されたNaに対するNa排泄率(%)
炭酸脱水酵素阻害薬（アセタゾラミド）	近位尿細管管腔側膜の炭酸脱水酵素を阻害	6
ループ利尿薬（フロセミド）	ヘンレループの管腔側膜Na, K, 2Cl共輸送体を阻害	30～40
サイアザイド系利尿薬（ヒドロクロロチアジド）	遠位尿細管管腔側Na, Cl共輸送体を阻害	5～11
アルドステロン拮抗薬（スピロノラクトン）	皮質集合管主細胞のNaチャネル，Na, Kポンプを抑制	3

表19-3 各種ループ利尿薬の比較

	フロセミド	トラセミド	ブメタニド	アゾセミド
商品名	ラシックス	ルプラック	ルネトロン	ダイアート
吸収率(%)	10～100	80～100	80～100	―
初期用量(mg)	40	20	1	60
経口/静注有効比	2：1	1：1	1：1	
最大血中濃度(時間)	1	1	1～2	3～4
半減期(時間)	2	3.5	1～1.5	2.6
作用持続時間(時間)	6～8	6～10	4～6	9～12

〔Buggey, 2015(20)を参考に作成〕

利尿薬を静注する．
- 利尿薬の副作用としてループ利尿薬，チアジド系利尿薬では代謝性アルカローシス，低K血症，高尿酸血症，スピロノラクトンでは高K血症に注意する．
- 各種ループ利尿薬の比較を**表19-3**に示す．
- フロセミドの経口バイオアベイラビリティは10～100％と個人差が大きい．少量から開始し反応性をみて調整する．静注から内服に切り替える際には，静注量の2倍ほどの量が必要になることが多い．
- ループ利尿薬のなかでもトラセミドは抗アルドステロン作用，

K 保持作用を有するため，心不全患者に対する有用性が期待されている．

- フロセミドの効果持続時間は約 6 時間で，その後，効果がなくなった時間帯に Na 再吸収が亢進する．1 日あたりの尿量・体重減少を増やすには 1 日 2，3 回投与する．
- ループ利尿薬の長期投与により，ヘンレ係蹄より遠位にあるネフロン分節での Na 再吸収が増加する．ループ利尿薬単剤で利尿効果が減弱した場合，チアジド系，K 保持性利尿薬などの併用を試みる（sequential nephron blockade）．
- チアジド系利尿薬の作用持続時間は長い．トリクロルメチアジド（フルイトラン®）は 40〜60 時間，ヒドロクロロチアジド（ヒドロクロロチアジド「トーワ」®）は 12 時間である．
- vaptan（サムスカ®など）は，集合管の水チャネルを阻害し水再吸収を抑制する．尿量が増加しても Na 排泄作用は少ない．
- vaptan の適応はループ利尿薬などのほかの利尿薬で効果不十分な心不全，肝硬変における体液貯留である．

3 疾患別の利用薬の投与

1) 急性腎障害

- 利尿薬の使用は，急性腎障害の予防，治療，回復に無効である．
- 急性腎障害に対し利尿薬を使用するのは体液過剰の管理に限られる．

2) 慢性腎臓病

- 進行した慢性腎臓病では近位尿細管から分泌されるループ，チアジド系利尿薬の量が低下する．GFR に応じた用量で開始し，反応に応じて増減する（表 19-4，5）[1]．
- ループ利尿薬はそれ以下では効果がみられない最小必要量 threshold dose，それ以上増量しても効果がそれ以上期待できない ceiling dose がある．
- 糖尿病，心不全を伴う慢性腎臓病患者で体液過剰の管理が困難な場合には，利尿薬併用やループ利尿薬のスライディング・スケールを考慮する．
- 透析患者でも尿量維持は重要である．血液透析患者の 300 mL/日の尿量は，週初めの除水量 1 L 軽減に相当する．

表 19-4 腎機能（GFR mL/分）に応じたループ利尿薬の経口 ceiling dose[1]

GFR	フロセミド(mg)	ブメタニド(mg)	トラセミド(mg)
20〜50	160	4〜8	50
<20	240	8〜10	100

表 19-5 腎機能（GFR mL/分）に応じたヒドロクロロチアジドの用量[1]

	< 20	20〜50	> 50
ヒドロクロロチアジド	100〜200 mg	50〜100 mg	25〜50 mg

＊わが国の添付文書では「通常，成人にはヒドロクロロチアジドとして1回25〜100 mg を1日1〜2回経口投与する．なお，年齢，症状により適宜増減する」と記載されている．

- 用量は個別に調整するが，カナダ腎臓学会は"尿量が 100 mL/日以上ある腹膜透析患者に対しては最大 250 mg のフロセミド使用"を推奨している．

処方

- フロセミド錠　1日 20〜240 mg を　1〜2回に分けて
- トリクロルメチアジド錠（2 mg）　1回1錠　1日1回
  ループ＋チアジド系の組み合わせは，高率に低K血症を招くので注意する．

3）うっ血性心不全

- 塩分制限のうえで利尿薬を使用する．
- 外来では少量から開始し，1日あたりの体重減少が 0.5〜1.0 kg 以内となるように調整．
- GFR＞50 mL/分/1.73 m² ならばチアジド系から開始するが，ループ利尿薬併用を必要とすることが多い．
- ループ利尿薬を増量しても効果不十分ならば投与回数増加，利尿薬併用を検討する．
- 外来での体重コントロールには，あらかじめ定めた基準体重をもとに，利尿薬服用量を調整する方法もある（利尿薬スライディング・スケール）[2]．
- ループ利尿薬であるトラセミドは，抗アルドステロン作用，K

保持作用を有する.
- スピロノラクトンは，重症心不全に対する予後改善作用が示されている. RA 系阻害薬との併用で，高 K 血症発現リスクが高まるので注意する.
- フロセミド投与後の尿 1 L には約 80 mEq の Na が含まれ，vaptan 投与後の尿 1 L には約 20 mEq の Na が含まれ，ECUM（限外濾過）による除水 1 L には約 150 mEq の Na が含まれる.
- 同量の尿量(除水量)でも体液過剰軽減効果に差があるため，高度うっ血性心不全では長時間 ECUM〔持続緩徐式限外濾過 slow continuous ultrafiltration（SCUF）〕を考慮する.

処方　慢性心不全に対する経口利尿薬

以下のいずれか，あるいは併用.
チアジド系
- ヒドロクロロチアジド　25 mg　1日1〜2回　最高 200 mg/日
- トリクロルメチアジド（フルイトラン®）1 回 2〜4 mg　1 日 1〜2 回

ループ利尿薬
- フロセミド　1 回 20〜40 mg　1 日 1〜2 回　（最高 600 mg/日*)
- トラセミド　1 回 4〜8 mg　1 日 1 回　（最高 200 mg/日*)

*最高用量は，米国心臓協会慢性心不全ガイドラインによる.

抗アルドステロン薬
- スピロノラクトン　1 回 12.5〜25 mg　1 日 1 回　最高 50 mg/日

- 入院を必要とする高度のうっ血性心不全でループ利尿薬を静注する場合には，持続投与が有効なこともある[1].

フロセミド 20〜80 mg 静注したうえで持続投与を開始する.
フロセミド持続点滴
GFR＞75 mL/分　　　10 mg/時
GFR：25〜75 mL/分　10〜20 mg/時
GFR＜25 mL/分　　　20〜40 mg/時

4) ネフローゼ症候群

- 通常量の2〜3倍量が必要になることが多い．その理由は，①血清アルブミン（薬剤結合蛋白）濃度低下による腎臓への薬剤到達量減少，②尿蛋白と利尿薬が結合し作用部位への結合が減弱，などがあげられる．
- 腸管浮腫による吸収低下が生じることもある．反応不良なら静注で使用．
- 全身浮腫による呼吸状態悪化，腹痛，血圧低下などの臨床症状が重篤であれば，アルブミン製剤の併用を考慮する．
- 糖尿病性腎症によるネフローゼ症候群で，腎機能も低下している場合には，ループ利尿薬の複数回投与とチアジド系利尿薬の併用を考慮する．高K血症がなければ少量のスピロノラクトンを追加してもよい．

処方

- フロセミド錠（40 mg）　1回1錠　1日2〜3回

5) 肝性浮腫

- 肝疾患に伴う浮腫を肝性浮腫という．主な原疾患は肝硬変であり，腹水を伴うことが多い．
- 発生機序は，門脈圧の亢進，腹部内臓の脈管拡張，腎臓でのNa再吸収亢進である．
- 食塩制限（5〜7 g/日）をしたうえで，スピロノラクトンを第一選択とする．
- 効果が不十分であったり，高K血症があればループ利尿薬であるフロセミドを併用する．
- バソプレシン V_2 受容体拮抗薬（トルバプタン）は，ループ利尿薬，抗アルドステロン薬との併用条件下で，低Na血症，腹水の改善に有効である．適応を慎重に選んで投与する[3]．
- 肝性浮腫患者にはRA系阻害薬，NSAIDsの投与は避ける．前者は過度の降圧，後者は腎血流低下による腎障害を招くためである[4]．

処方

- スピロノラクトン　1回25〜100 mg　1日1回
反応が不良ならばフロセミドを併用
- フロセミド　1回20〜40 mg　1日1〜2回

スピロノラクトン,フロセミド併用で効果が不十分,低 Na 血症がある場合
・トルバプタン(サムスカ®錠)(7.5 mg)　1回1錠　1日1回経口投与

5) フロセミド・スライディング・スケール

- 外来患者で毎日体重を測定し,体重の変化に合わせて利尿薬を増減する方法である.
- 体液過剰によるうっ血性心不全の悪化,体重減少による腎障害悪化を軽減できる.
- 患者が自己判断で増減しないように十分な患者教育を行い,外来受診のたびに目標体重を再評価する.
- 毎朝同一条件で体重を測定し,体重が一定基準以上になった場合(2日間で 1.0 kg,1週間で 2.5 kg 以上,などとすることが多い),あらかじめ定めた増減表に応じて服用量を調整する.

文献

1) Brater DC : Diuretic therapy. New Engl J Med 339 : 387-395, 1998
2) 2013 ACCF/AHA Guideline for the Management of Heart Failure. Circulation. 128 : e240-e327,2013
3) 日本消化器病学会.肝硬変診療ガイドライン 2015(改訂第 2 版).南江堂,2015
4) Runyon BA : The American association for the study of liver diseases. Management of adult patients with ascites due to cirrhosis: Update 2012. http://www.aasld.org/sites/default/files/guideline_documents/141020_Guideline_Ascites_4UFb_2015.pdf

〈伊藤雄伍〉

20 血液ガスの読み方

体系的なアプローチを行う．

ステップ1：pHからアシデミアかアルカレミアかを判断する
ステップ2：呼吸性の変化(pCO_2)か代謝性の変化(HCO_3^-)かを判断
ステップ3：代償反応が適切であるかを評価
ステップ4：アニオンギャップ(AG)を計算
ステップ5：補正〔HCO_3^-〕を計算(AG上昇時)
ステップ6：病態の総合的判断

概念と治療ポイント

- 血液ガス分析と血清電解質測定の結果から酸塩基平衡障害の診断を行う．
- pH，pCO_2，HCO_3^-の関係はHenderson-Hasselbalchの式から示される．

$$pH = 6.1 + \log \frac{HCO_3^-}{0.03 \times pCO_2}$$

- 血液ガス分析で報告されるHCO_3^-濃度は，pH，pCO_2からHenderson-Haselbalch式を用いて計算された数値である．
- 電解質測定装置で測定されるHCO_3^-濃度は酵素反応を用いて実測されたもので，血清中の総CO_2含量である(HCO_3^-ならびに溶解CO_2)．溶解CO_2は$0.03 \times pCO_2$なので，総CO_2含量≒HCO_3^-濃度である．
- 酸塩基平衡は次の3つの機構でpH 7.4±0.5の範囲に維持される．
  - 化学的緩衝系(秒～分単位)：重炭酸緩衝系，Hb緩衝系，リン酸緩衝系
  - 肺胞換気(分～時間単位)：正常pCO_2は40±5 mmHg．
  - 腎臓(時間～日単位)：HCO_3^-の再吸収，滴定酸(主にリン酸)，NH_4^+の排泄．

酸塩基平衡障害の診断：段階的アプローチ

1 pHからアシデミアかアルカレミアかを判断
pH<7.35：アシデミア（酸血症）．
pH>7.45：アルカレミア（アルカリ血症）．

2 呼吸性の変化(pCO_2)か代謝性の変化(HCO_3^-)かを判断
- アシデミアで[HCO_3^-]が低下していれば代謝性アシドーシス，pCO_2が増加していれば呼吸性アシドーシス．
- アルカレミアで[HCO_3^-]が増加していれば代謝性アルカローシス，pCO_2が低下していれば呼吸性アルカローシス．

3 代償反応が適切であるかを評価（表20-1）
- pHの変化を最小化するために，一次性の呼吸性変化に対し代謝性要因が同方向に（pCO_2が低下すればHCO_3^-も低下），一次性の代謝性変化に対し呼吸性要因が同方向に（HCO_3^-が増加すればpCO_2も増加）変化する．
- 代償が不適切であれば混合性酸塩基平衡障害が疑われる．

4 アニオンギャップ(AG)を計算（表20-2）
- $AG = [Na^+] - ([Cl^-] + [HCO_3^-])$
- アルブミンは陰性荷電をもつため低アルブミン血症では以下の補正をする．
  補正$AG = AG + [(4 - Alb) \times 2.5]$

表20-1 一次性酸塩基平衡障害における代償性反応の予測

	一次性変化	代償性変化	
代謝性アシドーシス	[HCO_3^-]低下	[HCO_3^-]1.0低下ごとにpCO_2が1.3低下 $pCO_2 = (1.5 \times [HCO_3^-]) + 8 \pm 2$	
		$pCO_2 = 15 + [HCO_3^-]$	
代謝性アルカローシス	[HCO_3^-]上昇	[HCO_3^-]1.0上昇ごとにpCO_2が0.7上昇	
呼吸性アシドーシス	pCO_2上昇	急性	pCO_2が10上昇ごとに[HCO_3^-]1.0上昇
		慢性	pCO_2が10上昇ごとに[HCO_3^-]3.5上昇
呼吸性アルカローシス	pCO_2低下	急性	pCO_2が10低下ごとに[HCO_3^-]2.0低下
		慢性	pCO_2が10低下ごとに[HCO_3^-]5.0低下

単位：[HCO_3^-]；mEq/L，pCO_2；mmHg．

表 20-2　AG 上昇代謝性アシドーシスの覚え方

語呂合わせ：GOLDMARRK[1)]	
・G：グリコール	・M：メタノール
・O：オキソプロリン	・A：アスピリン
・L：L-乳酸	・R：腎障害
・D：D-乳酸	・R：横紋筋融解症
	・K：ケトアシドーシス

KUSMALE-P[2)]	
・Ketoacidosis：ケトアシドーシス	・Alcohol(ethanol)：エタノール中毒
・Uremia：尿毒症	・Lactate：乳酸アシドーシス
・Salicylate poisoning：サリチル酸中毒	・Ethylene glycol：エチレン・グリコール
・Methanol：メタノール中毒	・Paraldehyde：パラアルデヒド

- AG は血漿中の通常測定されない陰イオンを表し，陰イオン性蛋白（アルブミンなど），リン酸，硫酸，有機アニオン（アセト酢酸，乳酸など）がある．
- AG の増加は，乳酸など陰イオンが増加した代謝性アシドーシスを示す．
- AG の基準値は 12±2 とされることが多いが，Cl の基準値は施設ごと（測定装置の違い）に異なるので，自施設の基準値を確認すること（近年の米国の基準値は 8～10 mEqL）

5 補正［HCO_3^-］の計算

- AG が上昇する代謝性アシドーシスで隠れた酸塩基平衡異常の合併をみつけるのに補正［HCO_3^-］が有用．
- 補正［HCO_3^-］＝実測［HCO_3^-］＋ΔAG
 ΔAG は AG の増加分であり，AG－基準値（通常 12）
- 補正［HCO_3^-］＜ 24 mEq/L：AG 正常代謝性アシドーシス合併
- 補正［HCO_3^-］＞ 26 mEq/L：代謝性アルカローシス合併

6 病態の総合的判断

- 上記 1～5 で導き出された血液ガス所見と病歴，身体所見，検査所見などから最終的な病態生理を判断する．

📖 文献

1) Berend K, et al : Physiological Approach to Assessment of Acid-Base Disturbances. N Engl J Med 371 : 1434-1445, 2014
2) Halperin ML, et al : Metabolic acidosis in the alcoholic : a pathopnysiologic approach. Metabolism 32 : 308-315, 1983
3) Seifter JL : Integration of Acid-Base and Electrolyte Disorders. N Engl J Med 371 : 1821-1831, 2014

〔宮内隆政〕

21 酸塩基平衡異常

概念と治療ポイント

- 生体の機能，特に細胞機能を維持するためには，体液のpHが一定の範囲(pH 7.36〜7.44)に維持される必要がある．
- 長期生存が可能なpHの範囲は，7.0〜7.8(水素イオン濃度$[H^+]$にすると100〜16 nmol/L)である．
- この平衡を酸性側にしようとする病態がアシドーシス，酸性になった状態(pH < 7.35)がアシデミア(酸血症)であり，アルカリ側にしようとする病態がアルカローシス，アルカリになった状態(pH > 7.45)がアルカレミア(アルカリ血症)である．
- 生体のpHを適正範囲に維持するメカニズムは，①体液の緩衝系，②呼吸による肺からのCO_2排泄，③腎臓での酸排泄と重炭酸イオンの再生である．
- アシドーシスの原因には，①二酸化炭素が蓄積する呼吸性アシドーシス，②重炭酸イオンの低下や不揮発性酸の過剰による代謝性アシドーシスがある．
- アルカローシスの原因には，①過換気による肺からのCO_2排泄増加による呼吸性アルカローシス，②酸の喪失やHCO_3^-負荷の結果，$[HCO_3^-]$が増加する代謝性アルカローシスがある．
- アシドーシスとアルカローシス，代謝性と呼吸性の鑑別は，「20 血液ガスの読み方」(136頁)を参照．

郵便はがき

料金受取人払郵便

本郷局承認
2035

差出有効期限
平成31年9月30日
まで
切手はいりません

113-8739

(受取人)
東京都文京区
本郷郵便局私書箱第5号
医学書院

「腎臓病診療レジデントマニュアル」編集室 行
(MB-4)

ご芳名	フリガナ
ご年齢　　歳	
ご連絡先 〒□□□-□□□□　　都道 　　　　　　　　　　府県	
Eメールアドレス	
研修医(初期・後期)・医学生・勤務医・開業医・他(　　　　)	
所属〔勤務先(専門科)等〕	
ご購入書店名	

「腎臓病診療レジデントマニュアル」アンケート

● 本書をどこでお知りになったか教えてください。
　□書店で見て　□Amazon　□その他インターネットで見て
　□学会書籍展示　□知人の紹介・推薦　□弊社HPを見て
　□広告を見て（紙・誌名　　　　　　　　　　　　　　　　）
　□書評を読んで（紙・誌名　　　　　　　　　　　　　　　）
　□その他（　　　　　　　　　　　　　　　　　　　　　　）

● 本書の活用法を教えてください。
　□自分の専門科での日常診療
　□自分の専門科以外の診療の知識を得るため
　□初期研修　□後期研修
　□その他（　　　　　　　　　　　　　　　　　　　　　　）

● 本書のなかで特に役立った章や項目（複数可）がありましたら，その理由とともにお書きください。

● 逆に「わかりにくい」など，次回改訂で改めたほうがよい章や項目（複数可）がありましたら，その理由とともにお書きください。

● その他本書へのご意見・ご要望などがありましたらご自由にお書きください。

代謝性アシドーシス

病態と鑑別診断

- AG(アニオンギャップ)により,① AG が増加する「高 AG 性代謝性アシドーシス(anion gap metabolic acidosis)」と,② AG が増加しない「正 AG 性代謝性アシドーシス(nongap metabolic acidosis,高 Cl 性代謝性アシドーシス)」に分けられる.
- 高 AG 性代謝性アシドーシスの鑑別は"GOLDMARRK" "KUSMALE-P"と覚える(表 20-2, 138 頁参照).
- 正 AG 性代謝性アシドーシスの鑑別は"HARDUP"と覚える(表 21-1).
- 代謝性アシドーシスを疑ったら病歴,薬物服用例,手術歴(回腸導管など),輸液組成,白血球数,乳酸値,尿ケトン体を確認する.
- ケトン体にはアセト酢酸 β-ヒドロキシ酪酸,アセトンの 3 種類があり,その 75% を β-ヒドロキシ酪酸が占める.尿の試験紙はアセト酢酸は検出するが,β-ヒドロキシ酪酸は検出しないため,尿検査でケトン体が陰性でも糖尿病性ケトアシドーシスは否定できない.
- アシドーシスでは尿は最大に酸性化(尿 pH < 5.5)されるはずである.アシドーシス存在下で尿 pH > 5.5 ならば尿酸性化能障害を疑う.

表 21-1 AG 非開大性正 AG 性代謝性アシドーシスの鑑別

H	hyperalimentation	高カロリー輸液
A	acetazolamide amphotericin B	アセタゾラミド アムホテリシン B
R	renal tubular acidosis	尿細管アシドーシス(RTA)
D	diarrhea	下痢
U	urinary diversion	尿路変更
P	pancreatic insufficiency post-hypocapneic state	膵機能不全 低二酸化炭素血症後

主な原因と治療

1 糖尿病性ケトアシドーシス
- インスリンの総体的欠乏による糖利用障害のため,脂肪酸代謝が亢進しケト酸(アセト酢酸,β-ヒドロキシ酪酸)が蓄積する.
- 補液,電解質補正,インスリン療法で改善するため,原則として炭酸水素ナトリウム補充は行わない.
- pH<6.9のときは炭酸水素ナトリウム50〜100 mEqを補充してもよい.

2 乳酸アシドーシス
- 診断基準は血中尿酸値>5.0 mmol/L かつ pH<7.35.
- 組織灌流不全によるA型とそれ以外のB型に分けられる.
- L-乳酸が蓄積するL-乳酸アシドーシスが大部分であるが,まれにD-乳酸アシドーシスが発生する.D-乳酸は通常の生化学検査で測定されず,原因は空回腸バイパス,腸閉塞などで生じる腸内細菌によって産生が亢進する.
- 原疾患の病態改善が治療の基本である.
- 炭酸水素ナトリウム補充は,pCO_2上昇,細胞内アシドーシス助長,Na負荷などを招くため一般には行わない.pH<7.1,HCO_3^-<6 mEq/L の高度アシドーシスにかぎり,炭酸水素ナトリウム補充が許容される.

3 尿細管性アシドーシス(RTA)
- 遠位尿細管性アシドーシス(dRTA)と近位尿細管性アシドーシス(pRTA,II型)に分けられ,dRTAはさらに正・低K血性dRTA(I型,古典的),高K血性dRTA(IV型)に分けられる.
- RTAの分類診断には,尿pH,正味の酸排泄量(尿NH4+排泄量+滴定酸排泄量−尿HCO_3^-排泄量),炭酸水素ナトリウムを補充し[HCO_3^-]が正常範囲になった時点での$FE_{HCO_3^-}$,尿−血液pCO_2較差などから判断する.
- I型RTAではシェーグレン症候群,高ガンマグロブリン血症をきたす自己免疫疾患,薬剤(アムホテリシンB,リチウム)の投与歴,小児では遺伝性疾患の可能性を評価する.
- 高K血性dRTAは,糖尿病性腎症患者の低レニン・低アルドステロン血症,間質性腎炎,薬剤(RA系阻害薬,NSAIDs,カ

ルシニューリン阻害薬)などでみられることが多い.
- 骨と筋肉に対する異化作用を防ぐため,小児では身長発育障害を防ぐためアルカリ補充を行う.

1) 遠位尿細管性アシドーシス(I 型 dRTA)
- 炭酸水素ナトリウム補充量は成人で 1〜2 mEq/kg/日,小児では 4〜8 mEq/L/日.
- K 補充のためにもクエン酸 Na/クエン酸 K 混合散が便利である.

> **処方**
> - ウラリット®-U 配合散　成人 1 日量 6 g を 3〜4 回に分けて経口投与
> - ウラリット®-U 配合散 1 g のアルカリ当量は 9 mEq(K:4.5 mEq + Na:4.5 mEq)

2) 近位尿細管性アシドーシス(II 型 RTA)
- 治療の目標は[HCO_3^-]を正常化することだが,尿細管再吸収極量が低下しているため正常化は困難である.
- dRTA よりも高用量のアルカリ剤を必要とすることが多い(通常 10〜15 mEq/kg/日).
- 低 K 血症に対し K を補充する.
- Fanconi 症候群合併では P とビタミン D 補給も行う.

3) 高 K 血性 dRTA
- 高 K 血症に対する治療と,1〜2 mEq/日のアルカリを補充する.
- 腎臓からの K^+,H^+ 排泄を促進するにはループ利尿薬が有用.
- 原発性副腎機能不全やほかの低アルドステロン症では鉱質コルチコイド(フルドロコルチゾン)　50〜200 μg/日を経口投与.

4 慢性腎臓病に伴う慢性代謝性アシドーシス
- 間質の NH_4^+ 濃度が上昇し,NH_4^+ が補体を活性化する結果,間質障害が生じる.
- 代謝性アシドーシスの補正は腎不全進行を抑制する可能性がある.
- 血清[HCO_3^-] > 22 mEq/L を目安にアルカリ補充(炭酸水素ナトリウムなど).

> **MEMO**
>
> ### 薬物中毒による代謝性アシドーシス
>
> - AG が上昇するが,特に上昇の程度が大きい場合には疑う必要がある.
> - スクリーニングとして有用なのが浸透圧ギャップである.
>   浸透圧ギャップ(mOsm/kg)=測定の血清浸透圧-計算の血清浸透圧*
>   * $2 \times [Na^+] + GLU/18 + BUN/2.8$
>
> - 浸透圧ギャップは,正常が-10〜10 mOsm/kg.
> - 浸透圧ギャップの増加は,毒物や薬物などの外因性の物質が血中に存在していることを示唆する.
> - 特に浸透圧ギャップが 20 を超えるときは,急性アルコール中毒を疑う.1日1回の投与なら,できれば透析後に投与.

> **MEMO**
>
> ### AG 正常代謝性アシドーシスにおける尿中 AG の使用
>
> - アシドーシスの際に,腎臓から H^+ が NH_4^+ の形で排出されるが,尿中 NH_4^+ は日常的に測定できるものではなく,かわりに尿 AG を使用する.
> - 血液中と同じく,尿中も基本的には陽イオンと陰イオンの総和は等しいという概念がある.そのため,尿中 AG は下記の式のようになる.
>   尿中 AG =尿中 Na^+ +尿中 K^+ -尿中 Cl^-
> - 代謝性アシドーシスで NH_4^+ の排泄ができていれば,尿中 AG は-20〜-50 mEq/L(負)になる.
> - 代謝性アシドーシスにもかかわらず尿中 NH_4^+ 排泄が少ないと,尿 AG は正になる.
>   尿 AG が負:NH_4^+ 排泄が正常(下痢など)
>   尿 AG が正:NH_4^+ 排泄低下,有機酸排泄が増加(偽陽性),DKA でのケト酸イオンやトルエン中毒での馬尿酸イオンなど.

代謝性アルカローシス

病態と鑑別診断

- 代謝性アルカローシスは①形成機序(表 21-2),②維持機序がある(表 21-3).
- 形成機序は①酸喪失,あるいは② HCO_3^- の増加,がある
- 代謝性アルカローシスでは細胞外液量評価に尿 Na ではなく尿 Cl 濃度を用いる.代謝性アルカローシスでは尿中に喪失する HCO_3^- に付随し Na が喪失するため,尿 Na 濃度は正常ないし増加するためである.
- 尿 Cl 濃度が 20 mEq/L 未満では細胞外液量減少を伴うことが多く,Cl 反応性代謝性アルカローシスである.
- 高血圧,低カリウム血症,尿 Cl 高値(> 20~40 mEq/L)の代謝性アルカローシスの鑑別には血症レニン活性,血漿アルドステロン濃度を測定する.

表 21-2 代謝性アルカローシスを引き起こす原因

酸の喪失	消化管から消失	嘔吐,胃液吸引
	尿から喪失(腎臓)	利尿薬投与(ループやサイアザイド) 原発性アルドステロン症
	細胞内へのシフト	低 K 血症
アルカリの増加	外因性	重曹投与やクエン酸(大量輸血) ミルクアルカリ症候群
	内因性	脱水

表 21-3 代謝性アルカローシスを維持させる原因

理由	主な病態
HCO_3^- の再吸収/産生の増加や排泄の低下	有効循環血漿量低下(HCO_3^- の再吸収増加)
	低 Cl 血症(HCO_3^- 分泌の低下)
	低 K 血症(HCO_3^- の再吸収増加)
GFR の低下	腎機能障害(HCO_3^- 分泌低下)

表 21-4 代謝性アルカローシスの主な原因疾患

細胞外液量(有効動脈容量)減少(Cl 反応性アルカローシス)
1) 消化管からの H^+, Cl^- 喪失 　嘔吐, 胃液吸引, 先天性 Cl 下痢症 2) 腎臓からの H^+, Cl^- 喪失 　ループ利尿薬, サイアザイド系利尿薬, Bartter 症候群, Gitelman 症候群 　K 欠乏, Mg 欠乏, 高 Ca 血症

細胞外液量増加(高血圧・鉱質コルチコイド過剰)
原発性アルドステロン症(腺腫, 過形成, 癌腫) 副腎酵素欠損 (11β-ヒドロキシラーゼ欠損) Cushing 症候群, Cushing 病, 甘草

外因性の HCO_3^- 負荷
急性アルカリ負荷(大量輸血, クエン酸負荷, 高濃度重炭酸 Na 投与) ミルクアルカリ症候群

主な原因と治療

- 主な原因疾患を**表 21-4** に示す.
- 原疾患の治療や病態の是正を行う.

1) Cl 反応性(細胞外液量減少)代謝性アルカローシス

- 細胞外液量減少を引き起こす基礎疾患を是正.
- 生理食塩液 500〜1,000 mL を数時間かけて点滴静注.

2) Cl 不応性代謝性アルカローシス

- 原疾患に対する治療を行う.
- 腎臓からの H^+ 排泄を抑制するためアルドステロン拮抗薬を投与.

処方
- スピロノラクトン(アルダクトン®A)　1 日 25〜50 mg を 3 回に分けて

- 近位尿細管での HCO_3^- 再吸収を抑制するため炭酸脱水酵素阻害薬(アセタゾラミド)を使用する.

処方
- アセタゾラミド(ダイアモックス®)　1 回 250 mg　1 日 4 回

> **MEMO**
> **クロール欠乏性アルカローシス**
> ・嘔吐や利尿薬などに伴う代謝性アルカローシスは有効循環血漿量の低下に伴う contraction alkalosis と説明されてきた.
> ・最近ではより正確に chloride depletion alkalosis と説明されるようになっている.
> ・これは低Cl血症により,皮質集合管のβ型間在細胞にあるCl^-/HCO_3^-交換輸送体(Pendrin)でのHCO_3^-分泌が低下するために生じる.

呼吸性アシドーシス

病態と鑑別診断

- 肺胞低換気により pCO_2 が上昇する状態で,①呼吸中枢抑制,②神経筋疾患,③重症の肺疾患(呼吸システムのコンプライアンス低下,気道抵抗増加,死腔増加)によって生じる(表21-5).

表21-5 呼吸性アシドーシスの主な原因

呼吸中枢抑制	麻酔薬・麻薬の過量投与,急性薬物中毒,脳血管障害
神経筋疾患	重症筋無力症,ギランバレー症候群,筋ジストロフィー
重症の肺疾患	肺炎,結核,気胸,喘息,上気道閉塞,COPD

治療

- 基礎疾患の治療を行う.
- 高度の呼吸性アシドーシス(pH < 7.1,pCO_2 > 80 mmHg,意識障害)では人工呼吸管理を検討.
- 原則として炭酸水素ナトリウム補充は行わない.適切な呼吸管理を行っても改善しない場合,pH > 7.1~7.2 を維持するため使用されることもある.

呼吸性アルカローシス

病態と鑑別診断

- 過換気によって一次的に pCO_2 が低下し，pH が上昇する病態．
- 原因として低酸素血症，呼吸中枢刺激，人工呼吸器による過換気，敗血症などがある(表21-6)．

表21-6 呼吸性アルカローシスの原因

原因	具体的な疾患
低酸素血症	肺炎，気管支喘息，間質性肺炎，ARDS，うっ血性心不全，右左シャント
呼吸中枢	脳血管障害，脳炎・髄膜炎，脳腫瘍，過換気症候群，薬(サリチル酸，甲状腺ホルモン，カテコールアミンなど)
その他	肝硬変，妊娠，高度貧血，発熱，疼痛，敗血症

治療

- 原疾患の治療を行う．
- 人工呼吸管理中であれば一回換気量，換気回数などを調整する．

📖 文献

1) Al-Jaghbeer M, et al : Acid-base disturbances in intensive care patients : etiology, pathophysiology and treatment. Nephrol Dial Transplant 30 : 1104-1111, 2015
2) Kraut JA, et al : Treatment of acute non-anion gap metabolic acidosis. Clin Kidney J 8 : 93-99, 2015

(宮内隆政)

22 検尿異常・腎生検

検尿異常

1 血尿

- 尿沈渣,400倍でRBCが5個以上と定義される.
- 肉眼で色の変化がある場合を肉眼的血尿,色の変化がない場合を顕微鏡的血尿という.
- 腎尿路系の出血を意味する.尿潜血反応陽性は必ずしも血尿を意味しない.
- 尿沈渣で赤血球を認めれば血尿であり,赤血球を認めなければミオグロビン尿,ヘモグロビン尿が考えられる(図22-1).
- 血尿は糸球体性と非糸球体性に分けられる(表22-1).蛋白尿,変形赤血球,赤血球円柱を伴う場合には糸球体疾患の場合が多い.
- 肉眼的血尿は泌尿器科疾患(非糸球体性,悪性腫瘍や結石)の可能性が高く,泌尿器科での精査を依頼する.
- 血尿の鑑別には持続性の有無と年齢が考慮される(図22-2).尿路悪性腫瘍の鑑別が必ず必要である.
- 血尿陽性のみでは腎生検は行わない.尿蛋白0.5 g/gCr以上を

表22-1 糸球体性血尿と非糸球体血尿の特徴

	糸球体性血尿	非糸球体性血尿
色調	赤色,濃いお茶色	赤色,ピンク色
蛋白尿	0.5 g/gCr以上の場合あり	0.5 g/gCr以下
赤血球形態	変形あり	正常
赤血球円柱	みられる場合あり	なし
症状	なし	みられる場合あり
凝血	なし	みられる場合あり

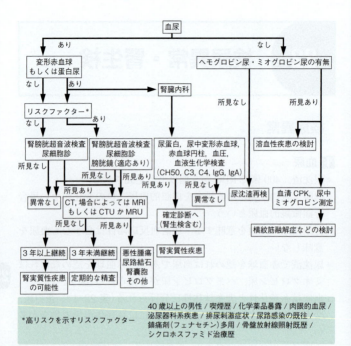

図 22-1 **血尿診断ガイドライン 2013**
(日本腎臓学会誌 55 巻 5 号 2013 より)

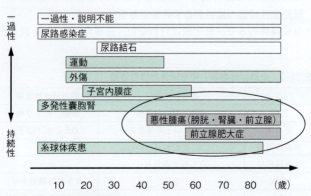

図 22-2 **血尿の原因疾患**

伴う場合に生検の適応(原則として24時間蓄尿による尿蛋白排泄量を測定する).
- 尿路上皮癌スクリーニングが陰性でも,定期的な検尿フォローは必ず行う.
- 尿細胞診は3回行う.
- 無症候性顕微鏡的血尿単独の50%では,経過中に血尿が消失する一方,10%では蛋白尿を伴うようになる.

2 蛋白尿

- 健常人の尿蛋白量は,150 mg/日までが正常範囲と考えられる.
- 測定法は以下の2つがあり,試験紙法で検出できない尿蛋白もあり注意が必要である.

1) 定性法:試験紙法(dipstick)

- 主としてアルブミンに反応.
- 多発性骨髄腫で,免疫グロブリン(の軽鎖 = Bence-jones蛋白)が尿中にみられるときには陰性となる.
- 総蛋白量 30〜50 mg/dL 以上になって陽性となる.

2) 定量法:スルホサリチル酸法,ピロガロールレッド法

- アルブミン+グロブリンに反応.
- アルブミンの最低検出量は 15 mg/dL.
- 尿蛋白・尿Cr比はほぼ1日尿蛋白量を近似するが,尿Cr排泄量が1日約1gであることを前提としている.
- 腎機能が低下すると血清Cr濃度が上昇するので,慢性腎不全では GFR 10 mL/分/1.73 m^2 までは1日尿Cr排泄量がほぼ一定である.
- しかし急性腎障害発症直後の数日間は,GFRが低下しても血清Cr濃度は上昇しないため,尿Cr排泄量が低下して,尿蛋白/尿Cr比は実際の尿蛋白量より過剰となる.
- 腎臓専門医への相談は,尿蛋白 0.5 g/gCr 以上または(2+)以上,血尿に加えて尿蛋白(1+)以上.

腎生検

概念と治療ポイント

- 目的は，腎疾患を病理学的に診断し，予後や治療効果を推定し，治療効果を決定することである．
- 穿刺に伴う出血が必発であり，その危険性と腎生検によって得られる有用性を十分に検討したうえで適応を判定する．
- 適応となる病態は，尿蛋白 0.5 g/gCr 以上，ネフローゼ症候群，急性腎障害，移植腎．
- 禁忌は①出血傾向，②機能的片腎，③萎縮腎，④管理困難な高血圧などが挙げられるが，絶対的なものはない(**表 22-2**)．

リスク評価

- 外来にて血算・凝固系の検査．
- 抗凝固薬や抗血小板薬の中止日を決める(当院では**表 22-3**のように手術と同等の中止期間としている)．
- 抗凝固薬をヘパリン持続静注にする場合には，生検日朝(4～6時間前)に中止し，生検前に APTT(活性化部分トロンボプラスチン)確認．
- 出血リスクとして高血圧がある．血圧は高値の場合に降圧薬内服により調整しておく．どの程度が安全といった報告はないが，当日の血圧コントロールとして 160/90 mmHg を許容上限とする施設が多く，140/90 mmHg 未満が望ましいとされる．

表 22-2　経皮的腎生検の相対的禁忌

腎萎縮，末期腎不全
インフォームドコンセントが得られない
両側多発腎囊胞
出血傾向，抗血小板薬や抗凝固薬の内服，血小板減少症
コントロール不良の高血圧
水腎症
尿路感染症，腎盂腎炎，傍腎膿瘍
馬蹄腎
腎生検に非協力的，指示が入らない患者

表 22-3 抗凝固薬・抗血小板薬の中止期間

	一般名	商品名略称	休薬期間の目安
血小板凝集抑制薬	アスピリン・ブラビックス	コンプラビン	14日
	クロピドグレル	プラビックス	
	チクロピジン	パナルジン	
	プラスグレル	エフィエント	
	アスピリン	バイアスピリン, アスピリン	7日
	アスピリン・ダイアルミネート	バファリン	
	アスピリン・PPI	タケルダ	
	イコサペント酸エチル(EPA)	エパデール, エパロース, ソルミラン	
	オメガ(ω)-3脂肪酸エチル(EPA・DHA)	ロトリガ	
	シロスタゾール	プレタール, シロスタゾール, ホルダゾール	3日
	サルポグレラート	アンプラーグ, サルポグレラート	2日
	ベラプロストナトリウム	ドルナー, プロサイリン, プロルナー, ケアロードLA	1日
抗凝固薬	ワルファリンカリウム	ワーファリン	5日(INR要確認)
	ダビガトランエテキシラート	プラザキサ	4日
	アピキサバン	エリキュース	2日
	エドキサバントシル塩酸	リクシアナ	1日
	リバーロキサバン	イグザレルト	
血管拡張薬	リマプロストアルファデクス	オパルモン, プロレナール, リマプロストアルファデクス	1日
冠血管拡張薬	ジラゼプ塩酸塩	コメリアンコーワ	3日
	トラピジル	ロコルナール	3日
	ジピリダモール	ペルサンチン	2日
その他	イブジラスト	ケタス	3日
	ニセルゴリン	サアミオン	
	イフェンプロジル酒石塩酸	セロクラール	2日

表 22-4 腎生検入院パス

	1日目	2日目	3日目
検査	腎生検当日 11時頃〜(凝固などの血液検査は外来で済み)	朝エコー検査(血腫の確認) 血液検査(主に貧血を確認)	当院ではイヌリンクリアランス問題なければ退院
安静度	生検後 足を伸ばして仰臥位 6時間後〜膝立て＋生検側を下にした仰臥位は可	朝エコーで出血の程度を確認し，高度な出血なければ院内フリー	院内フリー
食事	朝絶食 昼〜食事(臥位のまま摂取)		
処置	生検前 女性：生検前に尿道カテーテル挿入 男性：尿瓶を用いる 血管確保(細胞外液)	安静解除時，女性は尿道カテーテル抜去	
血圧測定	生検前 生検後2時間まで30分ごと その後4時間ごと	1日3検	

※血圧変動，強い疼痛，38℃以上の発熱，肉眼的血尿がある場合，ただちに医師に連絡をする．

腎生検の流れ

- 腎生検の実施方法は，施設により異なるが，当院の例を**表22-4**に示す(実施の実際については成書参照)．
- 腎機能の評価として，入院中にイヌリンクリアランスを施行する．
- 合併症の発生する時間帯は複数報告されているが，67％が最初の8時間以内，91〜98％が24時間以内，1.85〜9％が24時間以降と報告されており，24時間は入院で慎重に経過観察する必要がある(**表22-5**)．

1) 前処置

- 尿道カテーテル(女性)，血管確保(ソリューゲン®F 60 mL/時)．
- 当院では腎生検前に抗菌薬(セファゾリン1 g)点滴，ペンタジン® 15 mg 点滴．

表 22-5 **腎生検後の合併症と発生率**

合併症		発生率(%)
軽度	肉眼的血尿(95%CI)	3.5(0.3〜14.5)
	CTでの血腫	57〜91
重度	輸血(95%CI)	0.9(0.4〜1.5)
	血管内治療(95%CI)	0.6(0.4〜0.8)
	腎摘出	0.01
	膀胱狭窄	0.3
	死亡	0.02

- ベッドサイドモニター装着,血圧測定.
- 腹臥位,位置決め:エコーにて穿刺部位(通常左腎下極)を決めて油性ペンでマークする.

2) 生検

- イソジン綿球で2回以上,穿刺部位を中心に広く消毒し,穿刺部周囲以外は滅菌布をかけ清潔野をつくる.
- 滅菌したプローブもしくはアタッチメントを装着したエコーをあて,穿刺部位を決める.
- 息止めの練習を一緒に行う.
- 局所麻酔と皮下切開,エコーガイド下で腎被膜周囲への局所麻酔.
- 16〜18Gの穿刺針を自動生検装置に装着して,エコーで針先を確認しながら腎臓まで針を進め,息止めをして生検する.
- 1回の穿刺ごとに次の穿刺まで介助者が圧迫止血をする.
- 組織は2〜3本採取する.

3) 止血

- 生検後,少なくとも10分間は圧迫止血する.
- その間,光学顕微鏡にて皮質・髄質比を観察し,十分な検体が取れているか確認する.
- 圧迫が完了したら,エコーで血腫の大きさをプリント,仰臥位で安静とする.

4) 生検後

- 血腫の増大症状としての腹痛や背部痛に注意する.
- エコーで血腫の増大がみられ,バイタルサインの変動がある場合には,出血が動脈性で止血を要する可能性がある.

- 輸液速度を速め，輸血準備をするとともに造影CTを撮影し，塞栓術の適応につき放射線科(もしくは担当部署)にコンサルトする．

患者への説明またはフォローアップ

- 退院後，腹痛や腰痛が出現する際には，速やかに病院に連絡するよう説明する．
- 1～2週後に貧血の進行の有無について確認するため外来受診をしてもらう．

(小林沙和子)

23 ネフローゼ症候群

概念と治療ポイント

- 糸球体性の大量の蛋白尿による低アルブミン血症の結果,浮腫が出現する腎疾患群である.
- その原因は多岐にわたり,治療や予後が異なるため原因疾患の診断が重要である.

定義と診断

1) 成人ネフローゼ症候群の診断基準(表 23-1)
- 大量の尿蛋白と,その結果起こる低アルブミン血症を必須条件とする.

2) 病因による分類(表 23-2)
- 一次性ネフローゼ症候群:病変が腎臓に限局する.
- 二次性ネフローゼ症候群:全身疾患に随伴する.

表 23-1 成人ネフローゼ症候群の診断基準

1) 蛋白尿:3.5 g/日以上が持続する. 　随時尿において尿蛋白/尿クレアチニン比が 3.5 g/gCr 以上の場合もこれに準ずる. 2) 低アルブミン血症 　血清アルブミン値 3.0 g/dL 以下.血清総蛋白量 6.0 g/dL 以下も参考になる. 3) 浮腫 4) 脂質異常症(高 LDL コレステロール血症)

*1 上記の尿蛋白量,低アルブミン血症(低蛋白血症)の両所見を認めることが,本症候群の診断の必須条件である.
*2 浮腫は,本症候群の必須条件でないが,重要な所見である.
*3 脂質異常症は,本症候群の必須条件ではない.
*4 卵円形脂肪体は,本症候群の診断の参考となる.

(厚生労働省難治性疾患克服研究事業進行性腎障害に関する調査研究班 難治性ネフローゼ症候群分科会:ネフローゼ症候群診療指針.日腎会誌 53:78-122, 2011 より)

表 23-2 ネフローゼ症候群の病因による分類

一次性ネフローゼ症候群	二次性ネフローゼ症候群
微小変化型ネフローゼ症候群 巣状分節性糸球体硬化症 膜性腎症 膜性増殖性糸球体腎炎 メサンギウム増殖性糸球体腎炎 その他	糖尿病性腎症 膠原病関連の腎炎 （ループス腎炎など） アミロイド腎症 紫斑病性腎炎 ANCA 関連腎炎 MRSA 腎炎 B 型肝炎ウイルス関連腎炎 C 型肝炎ウイルス関連腎炎

ANCA：antineutrophil cytoplasmic antibody
MRSA：methicillin-resistant staphylococcus aureus

鑑別診断と検査の進め方

1 緊急性の判断

- 腎障害の合併の有無．急性腎障害の場合，感染症（特に敗血症）や腎静脈血栓に付随することが多い．
- 呼吸不全の合併の有無．肺水腫や肺動脈塞栓症が合併しやすい．

2 病歴聴取

- 年齢：小児期は微小変化型が最多．老年期には膜性腎症や二次性糸球体疾患の頻度が増加する．
- 浮腫，全身倦怠感の経過：微小変化型は急激な発症が特徴である．
- その他の随伴する症状の有無：血痰，関節痛，皮疹など．
- 既往歴：糖尿病・糖尿病性網膜症の有無．膠原病や感染症の既往．

3 身体診察

- 体液量と循環動態の評価(36 頁参照)．
- 関節炎や皮疹など随伴する所見の有無．

4 検査

- 高度の尿蛋白を認めたらネフローゼ症候群を疑い，血清総蛋白質，Alb，LDLコレステロール，尿蛋白と尿 Cr の定量を行う．

1) 尿検査
- 尿定性，尿沈渣，尿蛋白定量，尿 Cr．
- 尿沈査で卵円形脂肪体を認めることが多い．

2) 血液検査
- TP，Alb，BUN，Cr，Na，K，Cl，LDL-cho，Glu，HbA1c．
- 補体価，IgG，IgA，IgM，抗核抗体，ANCA，抗 GBM 抗体，ASO，HBs 抗原，HBs 抗体，HBc 抗体，HCV 抗体などを測定する．
- 二次性を疑うときは，疾患に応じた検査を追加する．

3) 胸部 X 線
- 肺うっ血，心拡大，胸水の有無と程度の評価．
- 肺胞出血や間質性肺炎を疑うときは，胸部 CT 検査を行う．

4) 腹部超音波
- 腎形態異常の有無，腎サイズ・輝度，腹水の有無，下大静脈径（体液量評価）．

5) 尿蛋白選択指数 (Selectivity Index, SI)
- IgG（分子量約 160,000）とトランスフェリン（TF：分子量約 90,000）のクリアランスを比較する．
  SI = CIgG/CTF = 尿 IgG ÷ 血清 IgG ÷ 尿 TF × 血清 TF
- SI は高選択性（≤ 0.10），中程度選択性（0.11〜0.2），非選択性（≥ 0.21）に分類される．
- SI が低い（選択性が高い）ほど大分子の蛋白が漏出しにくい．
- 高選択性は微小変化型ネフローゼ症候群に多く，ステロイド反応性がよい．

6) 腎生検
- 糖尿病性腎症など原因が明らかな場合を除き，組織型の診断のため腎生検を行う．
- 萎縮腎や高齢・認知機能低下などにより安静の保持が困難な場合は，出血のリスクなどを考慮し，適応を慎重に判断する．

7) 悪性腫瘍の有無
- 成人のネフローゼ症候群に多い悪性腫瘍の合併を考慮する．
- わが国では，消化器系悪性腫瘍の頻度が高い．
- 超音波検査，胸腹部 CT 検査，便潜血検査を検討する．

8) 血栓症の有無

- 動脈系も静脈系も血栓症が合併しやすい.
- 血栓形成のリスクは,発症から6か月以内,血清 Alb < 2.0 g/dL,感染症や心筋梗塞など,その他のリスクが合併した場合とされる.
- 腎静脈血栓症は,膜性腎症,膜性増殖性糸球体腎炎,微小変化型ネフローゼ症候群で高頻度に認められる.
- 血栓形成が疑われる場合,超音波検査や造影 CT 検査を考慮する.

治療方針

1 病理型に応じた治療を行う

- 一次性ネフローゼ症候群は,病理型に応じた原因の検索とステロイドや免疫抑制剤による治療を行う.
- 微小変化型ネフローゼ症候群,巣状分節性糸球体硬化症,膜性腎症,膜性増殖性糸球体腎炎の治療については,「ネフローゼ症候群診療指針」にまとめられている.
- 二次性ネフローゼ症候群は,原因疾患の治療を行う.

1) 治療効果判定基準(表 23-3)

- 十分量のステロイド治療による初期治療の効果がみられる4週

表 23-3 成人ネフローゼ症候群の治療効果判定基準

治療効果の判定は治療開始後1か月,6か月の尿蛋白量定量で行う.
・完全寛解 : 尿蛋白<0.3 g/日
・不完全寛解Ⅰ型:0.3 g/日≦尿蛋白<1.0 g/日
・不完全寛解Ⅱ型:1.0 g/日≦尿蛋白<3.5 g/日
・無効 : 尿蛋白≧3.5 g/日

- *1 ネフローゼ症候群の診断・治療効果判定は24時間蓄尿により判定すべきであるが,蓄尿ができない場合には,随時尿の尿蛋白/尿クレアチニン比(g/gCr)を使用してもよい.
- *2 6か月の時点で完全寛解,不完全寛解Ⅰ型の判定には,原則として臨床症状および血清蛋白の改善を含める.
- *3 再発は完全寛解から,尿蛋白1g/日(1 g/gCr)以上,または(2+)以上の尿蛋白が2~3回持続する場合とする.
- *4 欧米においては,部分寛解 partial remission として尿蛋白の50%以上の減少と定義することもあるが,日本の判定基準には含めない.

(厚生労働省難治性疾患克服研究事業進行性腎障害に関する調査研究班 難治性ネフローゼ症候群分科会:ネフローゼ症候群診療指針.日腎会誌53:78-122, 2011 より)

(1か月)目と，ステロイドと免疫抑制薬を併用したステロイド抵抗性ネフローゼ症候群は，6か月目に治療効果を判定し，治療方針を検討する．

2)治療反応による分類

- ステロイド抵抗性ネフローゼ症候群：
  十分量のステロイドのみで治療し，1か月後の判定で完全寛解または不完全寛解Ⅰ型に至らない場合とする．
- 難治性ネフローゼ症候群：
  ステロイドと免疫抑制薬を含む種々の治療を6か月行っても，完全寛解または不完全寛解Ⅰ型に至らない場合とする．

2 浮腫に対する治療

1)利尿薬

- ループ利尿薬が有効だが，効果不十分の場合はチアジド系利尿薬を併用する．

処方

- ラシックス®(38頁参照)

2)アルブミン製剤

- 効果が一時的であることなどから，浮腫軽減の目的では使用しない．
- ただし，有効循環血漿量低下に伴う乏尿や血圧低下の場合や，呼吸困難をきたすような大量の胸腹水がある場合は，うっ血性心不全や肺水腫に注意して利尿薬を併用し投与する．

3 急性腎障害(34頁参照)

- 微小変化型ネフローゼ症候群に発症することが多いとされる．
- 透析の適応となる重症急性腎障害の多くが，数週間の透析療法で腎機能が回復する．

4 血栓対策

- 静脈血栓の既往や血栓形成のリスクを考慮し，予防的抗凝固療法の適応か検討する．

処方

- ワルファリン　PT-INR 1.5～2.0を目標に調整

5 腎保護を目的としたその他の薬物療法

1) RAS 阻害薬
- 蛋白尿減少効果や腎保護効果がある.
- 尿量低下や腎機能低下がみられるときは、さらなる GFR の低下や高 K 血症に注意する.

2) 抗血小板薬
- IgA 腎症において，蛋白尿減少効果と腎保護作用が示されている.
- ネフローゼ症候群に保険適用がある.

処方

・ジピリダモール　1回 150 mg　1日2回　内服

3) スタチン
- LDL コレステロール値 100 mg/dL 以下を目標とする.
- シクロスポリンはスタチンの血中濃度を上昇させ，横紋筋融解症などの副作用を起こすので注意する.

文献
1) 厚生労働省難治性疾患克服研究事業進行性腎障害に関する調査研究班　難治性ネフローゼ症候群分科会：ネフローゼ症候群診療指針. 日腎会誌 53：78-122, 2011
2) 丸山彰一 (監)：エビデンスに基づくネフローゼ症候群診療ガイドライン 2017. 2017

（平野寛子）

24 IgA 腎症

概念と治療ポイント

- 腎炎時徴候を示唆する尿所見(糸球体性血尿,蛋白尿)を呈し,優位な IgA 沈着を糸球体に認め,その原因となる基礎疾患が認められないものである.
- 何らかの原因で糸球体沈着性の IgA1 が血中に増加し,メサンジウムに沈着し腎障害をきたす.
- わが国の原発性糸球体疾患で最も頻度が高い.
- わが国の IgA 腎症の約 70% は健診などの機会に偶然,蛋白尿や血尿で発見される.
- 発症 10 年後の腎生存率は 80～85%,診断後 20 年で 40% が末期腎不全に至る.
- 確立された治療法はないが,無治療で放置した場合には腎予後が不良なので,治療選択と利益・不利益を十分説明し,インフォームドコンセントを受けて治療を行う.
- IgA 沈着を認める二次性の疾患〔IgA 血管炎(紫斑病性腎炎),肝疾患に伴う糸球体病変,ループス腎炎,関節リウマチに伴う腎炎〕などの IgA 腎症類似の病変は,本症とは区別する.

定義と診断

- 必発所見として持続的顕微鏡的血尿,頻発所見として間欠的または持続的蛋白尿.
- しばしば急性上気道炎に肉眼的血尿を併発する.
- 半数の患者に血清 IgA 値 315 mg/dL 以上(成人の場合)を認める.
- 確定診断には,腎生検による病理診断が必須である.
- 日本腎臓学会の「IgA 腎症診療指針―第 3 版」では,臨床的重症度分類と組織学的重症度分類を組み合わせた,透析導入リスクの層別化が提案されている(表 24-1～3)[1].
- 国際的な病変の定義として Oxford 分類がある.

表 24-1 組織学的重症度分類

組織学的重症度	腎予後と関連する病変*を有する糸球体/総糸球体数	急性病変のみ	急性病変＋慢性病変	慢性病変のみ
H-Grade I	0〜24.9%	A	A/C	C
H-Grade II	25〜49.9%	A	A/C	C
H-Grade III	50〜74.9%	A	A/C	C
H-Grade IV	75%以上	A	A/C	C

*急性病変(A)：細胞性半月体(係蹄壊死を含む)，線維細胞性半月体
慢性病変(C)：全節性硬化，分節性硬化，線維性半月体
(日本腎臓学会．IgA 腎症診療指針―第 3 版．pp129-131, 2013)

表 24-2 臨床的重症度分類

臨床的重症度	尿蛋白(g/日)	eGFR(mL/分/1.73 m^2)
C-Grade I	<0.5	—
C-Grade II	0.5 ≦	60 ≦
C-Grade III		< 60

(日本腎臓学会．IgA 腎症診療指針―第 3 版．pp129-131, 2013)

表 24-3 IgA 腎症患者の透析導入リスクの層別化

臨床的重症度 \ 組織学的重症度	H-Grade I	H-Grade II	H-Grade III＋IV
C-Grade I	低リスク	中等リスク	高リスク
C-Grade II	中等リスク	中等リスク	高リスク
C-Grade III	高リスク	高リスク	超高リスク

低リスク群：透析療法に至るリスクが少ないもの
中等リスク群：透析療法に至るリスクが中程度あるもの
高リスク群：透析療法に至るリスクが高いもの
超高リスク群：5 年以内に透析療法に至るリスクが高いもの
(日本腎臓学会．IgA 腎症診療指針―第 3 版．pp129-131, 2013)

- 腎機能，尿蛋白量による臨床的重症度と，組織学的重症度から透析導入を層別化し，治療法選択の参考にする．

治療方針(図 24-1)

- 成人 IgA 腎症に対する主な治療介入は，RA 系阻害薬，副腎皮

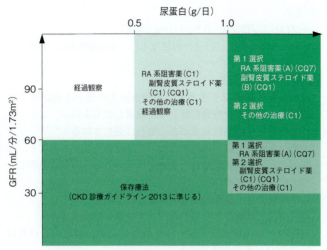

図 24-1　成人 IgA 腎症の腎機能障害の進行抑制を目的とした治療介入の適応

(エビデンスに基づく IgA 腎症診療ガイドライン 2014, p76, 日本腎臓学会ホームページより)

質ステロイド薬，口蓋扁桃摘出術(+ステロイドパルス併用療法)，免疫抑制薬，抗血小板薬，n-3 系脂肪酸(魚油)である．
- 「エビデンスに基づく IgA 腎症診療ガイドライン 2014」日本腎臓学会)では，腎機能と蛋白尿から治療介入の適応が示されている[2]．

1 RA 系阻害薬

- CKD ステージ G1〜G3b では，腎機能保護ないし蛋白尿減少を目的に選択される．

処方
・オルメサルタン錠　1回 10〜40 mg　1日1回

2 副腎皮質ステロイド療法

- 尿蛋白 ≧ 1.0 g/日かつ CKD ステージ G1〜G3b では腎保護目的，尿蛋白 0.5〜1.0 g/日では尿蛋白を減少させる目的で選択される．

📝 処方

- プレドニゾロン錠　0.8～1.0 mg/kg/日
  1日1回朝食後．1～2か月間投与し，その後漸減し，約6か月間投与．

3 扁摘パルス療法

- IgA腎症の尿所見を改善し，腎機能障害の進行を抑制する可能性があるので治療選択肢として検討してもよい．
- 腎組織所見で活動性病変がある場合に選択される．
- 治療にあたっては，無視できない合併症の危険があること，長期的な有効性が証明されたものではないことを十分に説明したうえで，同意を得る．
- 扁桃腺摘除後，創部の治癒を確認したうえで，ステロイド・パルス療法と後療法としての経口ステロイド療法を行う．
- 初回のパルス療法は入院のうえ実施するが，問題がなければ2,3回目は外来で実施できる．

📝 処方

1) メチルプレドニゾロン
   1回500～1,000 mg＋5%ブドウ糖注　250 mL
   1日1回　1～2時間かけて点滴静注
   3日間投与を隔月で3回
2) プレドニゾロン錠
   0.5 mg/kg/日　隔日投与を6か月間行う．
   6か月経過したら1～3か月かけて漸減，中止する．

4 抗血小板薬

- 尿蛋白の減少効果ないし腎機能障害の進行抑制効果を有している可能性が報告されており，わが国で用いられてきた．
- 治療選択肢として検討してよいが，現時点ではその有効性は明らかでない．

5 n-3系脂肪酸（魚油）

- IgA腎症の腎予後を改善する可能性があり治療選択肢とされる．
- 有効性を検討したランダム化比較試験は少数であり，現時点で有効性に関する一定の結論を導き出すことは困難である．

📝 処方

- イコサペント酸エチル（エパデール®）1回600 mg 1日3回経口

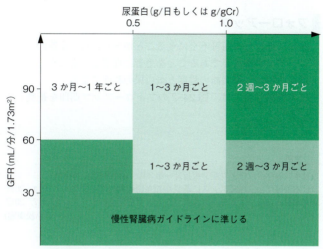

図 24-2　IgA 腎症フォローアップの目安
腎生検所見，経過中の尿所見や達成血圧値，腎機能障害の進行速度，および施行中の治療法等により適宜調整する必要がある．

(エビデンスに基づく IgA 腎症診療ガイドライン 2014, p74, 日本腎臓学会ホームページより)

6 免疫抑制薬

- IgA 腎症に対するシクロホスファミド，アザチオプリン，シクロスポリン，ミコフェノール酸モフェチル，ミゾリビンの有効性に関しては，現時点では一定の結論を導き出すことは困難である．

患者への食事・生活指導

- 末期腎不全，心血管疾患と死亡リスクを抑制するため 3 g/日以上 6 g/日未満の食塩摂取制限を指導する．
- 画一的に蛋白質摂取制限を行うべきではなく，個々の患者の病態や腎障害進行リスク，アドヒアランスなどを総合的に判断して，蛋白質摂取制限を指導する．

フォローアップ

- 緩徐に進行し末期腎不全に至ることがあるため，定期的なフォローアップが重要であることを患者に理解してもらう．
- 通院間隔は，腎機能の程度と蛋白尿の程度による．
- 日本腎臓学会では，**図 24-2** のフォローアップ期間を推奨している[2]．

📖 文献

1) 日本腎臓学会．IgA 腎症診療指針―第 3 版．pp129-131, 2013
2) 日本腎臓学会．エビデンスに基づく IgA 腎症診療ガイドライン 2014, 2014
3) 丸山彰一（監）：エビデンスに基づく IgA 腎症診療ガイドライン 2017. 2017

〈小松康宏〉

25 急速進行性糸球体腎炎症候群（RPGN）

概念と治療ポイント

- 急速進行性糸球体腎炎症候群 rapidly progressive glomerulonephritis（RPGN）は，「腎炎を示す尿所見を伴い数週から数か月の経過で急速に腎不全が進行する症候群」である．
- 病理組織学的には，壊死性半月体形成性腎炎を認めることが多い．
- 糸球体障害の機序により，原因疾患は大きく3つに分けられる（表25-1）．
- 全身倦怠感や食欲低下など明確でない症状を主訴とすることが多く，早期発見が難しい．
- 診断・治療が遅れると末期腎不全に至るので，症状や尿所見からRPGNを鑑別に挙げ，適切なタイミングで専門家にコンサルトすることが重要．

定義と診断

- 「腎炎を示す尿所見を伴い数週から数か月の経過で急速に腎不全が進行する症候群」（日本腎臓学会）
- 「急性あるいは潜在性に発症する血尿，蛋白尿，貧血と急速に腎不全が進行する症候群」（WHO）
- 診断基準を表25-2に示す．

鑑別診断と検査の進め方

1) 病歴聴取と身体診察

- 糸球体のみに障害が現れる一次性RPGNと，全身疾患の一部として腎障害が現れる二次性RPGNがあるため，ほかの随伴症状がないか網羅的に確認する．
- 急性腎障害（AKI）でもあるため，同時にAKIの鑑別も行う（表25-3）．

表 25-1 RPGN の原因

糸球体障害の機序	原　因
抗基底膜抗体	Goodpasture 症候群
ANCA 関連	多発血管炎性肉芽腫症（GPA） 顕微鏡的多発血管炎（MPA） 好酸球性多発血管炎性肉芽腫症（EGPA） 薬剤性（プロピルチオウラシル，ヒドララジン，アロプリノール，ミノサイクリン）
免疫複合体関連	全身性エリテマトーデス（SLE） IgA 血管炎 膜性腎症 膜性増殖性糸球体腎炎 クリオグロブリン血症 溶連菌感染後糸球体腎炎 感染性心内膜炎

ANCA：anti-neutrophil cytoplasmic antibody, GPA：Granulomatosis with polyangiitis, MPA：Microscopic polyangiitis, EGPA：eosinophilic GPA, SLE：Systemic erythematous

表 25-2 PRGNの診断基準

1. 急速進行性糸球体腎炎の疑い

1）尿所見異常（主として血尿や蛋白尿，円柱尿）を認める
2）eGFR<60 mL/分/1.73m^2
3）CRP高値や赤沈更新
上記の1～3）を認める場合，「急速進行性糸球体腎炎の疑い」と診断する

2. 急速進行性糸球体腎炎の確定診断

1）数週から数か月の経過で急速に腎不全が進行する（病歴の聴取，過去の検診，その他の腎機能データを確認する）．3か月以内に30％以上のeGFRの低下を目安とする
2）血尿（多くは顕微鏡的血尿，まれに肉眼的血尿），蛋白尿，円柱尿などの腎炎性尿所見を認める
3）腎生検で壊死性半月体形成性糸球体腎炎を認める
※上記の1）と2）を認める場合には「急速進行性糸球体腎炎」と確定診断する．
可能な限り腎生検を実施し3）を確認することが望ましい

〔急速進行性糸球体腎炎診療指針作成合同委員会:急速進行性腎炎症候群の診療指針第2版. 日腎会誌　53：509-555，2011より〕

表 25-3 RPGN の病歴聴取と身体診察

	病歴聴取	身体診察
全身	発熱・全身倦怠感 体重減少/増加・経口摂取量(脱水の有無)	バイタルサイン・CRT・Turgor 低下
頭頸部	円形脱毛・蝶形紅斑・鞍鼻	前額部/頬部叩打痛・口腔内潰瘍・舌乾燥
胸部	喀血・咳嗽・呼吸困難	Wheeze・新規の心雑音・腋窩乾燥
腹部	腹痛 尿閉・肉眼的血尿・尿の泡立ち	腹部圧痛・CVA 叩打痛
神経	しびれ・感覚低下	四肢の振動覚・触覚低下
四肢・皮膚	紫斑・関節痛・下腿浮腫	紫斑(特に下腿伸側)・関節痛・下腿浮腫
その他	先行感染・結核曝露歴・直近の腎機能や尿検査の結果・幼少時の検尿異常 肝炎の罹患歴腎疾患や膠原病疾患の家族歴 薬剤使用歴(甲状腺治療薬や漢方・サプリメントなど)	

CRT:capillary refilling time, CVA:costovertebral angle

2) 血液検査など
- 表 25-4 の項目を提出する.

3) 画像検査
- 腹部エコー:水腎症の除外,腎サイズの測定(CKD との鑑別),体液量評価.
- 心エコー:感染性心内膜炎の除外,心機能評価.
- 胸部 X 線:肺胞出血・間質性肺炎・肺水腫を疑う病変の有無,場合により胸部 CT で評価.
- 胸腹部 CT:粗大な悪性腫瘍病変評価.
- 骨密度検査:ステロイド投与する場合は骨粗鬆症を評価.
- 眼科検査:ステロイド投与する場合は緑内障の有無を評価.

4) 腎生検
- 禁忌がなければ腎生検を行い,病理学的診断と今後の腎予後予測を行うことが望ましい.
- 肺胞出血など重篤な症状がある場合は,治療を先行させる場合

表 25-4　RPGN の血液検査など

腎炎の原因精査	血液検査：P-ANCA, C-ANCA, 抗基底膜抗体, クリオグロブリン, 抗核抗体, HBs 抗原, HBs 抗体, HBc 抗体, HCV 抗体, HIV 抗体, IgA, IgG, IgM, ASO, ASK, C3, C4, CH50, 蛋白分画±免疫電気泳動 尿検査：尿定性, 尿沈渣, 尿蛋白/Cre, 尿蛋白分画±免疫電気泳動
AKI の評価	血液検査：血算, 電解質（Na, K, Cl, Ca, IP, Mg）, HCO_3^-, シスタチン C, β_2MG 尿検査：尿中 Na, BUN
感染症・悪性腫瘍スクリーニング	血液検査：血液像, CRP, ESR, βD-グルカン 血液培養（最低 2 セット）・尿培養・喀痰培養（抗酸菌培養含めて） 便潜血, 上部・下部消化管内視鏡 尿細胞診 男性：PSA（前立腺癌） 女性：マンモグラフィー（乳癌）, Pap smear（子宮頸癌）, 子宮内膜細胞診（子宮体癌）
ステロイド投与前評価	血液検査：脂質パネル, HbA1c, 血糖, T-SPOT
腎生検前評価	血液検査：凝固能（PT, APTT）

もある．

治療方針

- 日本人の RPGN 診療にあたっては，日本腎臓学会の「エビデンスに基づく RPGN 診療ガイドライン 2014」を参考にする．
- 未治療の RPGN の多くは数週から数か月で末期腎不全に進行するため，副腎皮質ステロイド療法，免疫抑制療法を行う．
- 抗 GBM 抗体型 RPGN では血漿交換療法を考慮する．
- 臨床所見のスコア化による重症度分類に応じて治療法を選択する（**表 25-5**）[1]
- 副腎皮質ステロイド療法開始にあたっては感染リスク，肝炎の評価を行い，適切な対応を講じる．
- 腎生検の施行や結果が待てない場合は治療を先行させることがある．治療後でも早期に生検を行えば病理組織学的所見は変わ

表25-5 臨床所見のスコア化による重症度分類

スコア	血清 Cr(mg/dL)	年齢(歳)	肺病変の有無	血清 CRP(mg/dL)
0	[Cr]< 3	<60	無	<2.6
1	3 ≦[Cr]<6	60~69		2.6~10
2	6 ≦[Cr]	≧ 70	有	>10
3	透析療法			

臨床重症度	Grade I	Grade II	Grade III	Grade IV
総スコア	0~2	3~5	6~7	8~9

〔急速進行性腎炎症候群(RPGN) 診療ガイドライン 2014(日本腎臓学会)より〕

表25-6 ANCA 陽性 RPGN の治療法

70歳以上または透析例	Grade I・II	Grade III・IV	
70歳未満または非透析例		Grade I・II	Grade III・IV
初期治療	経口ステロイド単独 PSL 0.6~1.0 mg/kg/日	ステロイドパルス MPSL 500~1,000 mg × 3, 後療法 PSL 0.6~0.8 mg/kg/日	ステロイドパルス MPSL 500~1,000 mg × 3, 後療法 PSL 0.6~0.8 mg/kg/日 シクロホスファミド*
維持療法	経口副腎皮質ステロイド 20 mg/日未満に減量		

*シクロホスファミドは経口 25~100 mg/日,または静注 250~750 mg/m^2/日/月

らないとされる.

1 ANCA 陽性 RPGN

- 治療法を**表25-6**に示す.
- 70歳以上ではステロイドパルス療法を行わないなど,さらにもう1ランク治療を弱めた治療法も考慮される.

処方

・1~3日目:メチルプレドニゾロン 1,000 mg +生理食塩水 100 mL 20分かけて投与

- 4日目以降：プレドニゾロン1 mg/kg 内服　（例）5 mg 錠1回12錠　1日1回　朝食後，以降漸減
- PPI併用（例）：エソメプラゾール20 mg　1回1カプセル　1日1回　朝食後
  ST合剤　バクタ®配合錠　1回1錠　1日1回　朝食後　毎日もしくは1回2錠　1日1回　朝食後　週3回
  ※腎機能によって要用量調節
- 血糖測定1日4検

処方

- シクロホスファミド2 mg/kg　（例）50 mg錠　1回2錠　1日1回　朝食後

2 抗GBM抗体型RPGN

- 血漿交換療法＋経口副腎皮質ステロイド 40〜60 mg/日
- 重症例でステロイドパルス療法

処方

- メチルプレドニゾロン　500〜1,000 mg/日　数クール
- または経口シクロホスファミド　1〜2 mg/kg/日

- 高度腎機能障害があり，緩徐な進行を示す例など，症例によっては保存的治療を選択する．
- 血漿交換の処方（血漿交換の章251頁を参照）

処方

- 処理量：1〜1.5倍×全血漿量
- 置換液：5％アルブミン液
  ※ただし肺胞出血がある場合は，FFPを用いる．
- 頻度：隔日〜毎日

3 免疫複合体型RPGN

- 特発性免疫複合体型RPGNに対してはANCA陽性RPGNに準じた治療を行う．
- それ以外では，各腎炎の病態に準じた治療を行う．

4 透析のタイミング

- 急性期には，急性腎障害の透析導入基準に準じて透析を導入する．ANCA関連RPGNでは透析を必要とした症例でも，その後の透析離脱率が50〜70％なので，透析導入後も腎機能の改

善に応じて離脱あるいは維持透析への移行を決定する.
- 高齢者や感染リスクの高い患者では,末期腎不全への進行を回避するための積極的治療を継続するか,過度の免疫抑制療法を避け,必要あれば維持透析を行うかを検討する.

文献

1) 急速進行性腎炎症候群(RPGN)診療ガイドライン 2014(日本腎臓学会)
2) Yates M, et al:EULAR/ERA-EDTA recommendations for the management of ANCA-associated vasculitis. Ann Rheum Dis 75:1583-1594, 2016
3) Schwartz J, et al:Guidelines on the Use of Therapeutic Apheresis in Clinical Practice-Evidence-Based Approach from the Writing Committee of the American Society for Apheresis:The Seventh Special Issue. J Clin Apher 31:16-21, 2016
4) 丸山彰一(監):エビデンスに基づく急速進行性腎炎症候群(RPGN)診療ガイドライン 2017. 2017

〔孫 楽〕

26 尿細管間質性腎炎

概念と治療ポイント

- 主たる病変が尿細管間質に存在する疾患群で,急性と慢性に分けられる.
- 原因は,①感染性,②薬剤性,③免疫異常,④全身性疾患に分けられる(表26-1).
- 特異的な症状はなく,偶然に発見された腎機能障害が診断のきっかけとなることも多い.
- 尿所見も乏しく,蛋白尿は軽微だが,尿細管性蛋白で尿β2ミクログロブリンは高値であることが多い.血尿や白血球尿を伴うこともある.
- 原因不明の急性腎障害,慢性腎臓病では鑑別診断に含める.
- 放置した場合,透析が必要な末期腎不全に進行する可能性がある.

表 26-1 WHO 尿細管間質病変分類改訂版:炎症性尿細管間質性疾患

感染性		細菌性急性・慢性腎盂腎炎,真菌,ウイルス(サイトメガロウイルス,アデノウイルスなど),結核,寄生虫など
薬剤性	急性腎毒性尿細管障害	アミノ配糖体,セフェム,カルバペネム,免疫抑制薬
	過敏性 AIN	βラクタム,キノロン,抗結核薬
	慢性腎毒性尿細管障害	抗癌剤,鎮痛薬,免疫抑制薬,リチウム,アリストロキア酸腎症
免疫異常		抗尿細管基底膜病,SLE,Sjögren 症候群,IgG4 関連腎症,移植腎拒絶反応,薬剤(NSAIDs)など
全身性疾患		サルコイドーシス,ANCA 関連腎炎,好酸球性多発血管炎性肉芽腫症(旧 Churg-Strauss 症候群),多発血管炎性肉芽腫症(旧 Wegener 肉芽腫症),関節リウマチ,Castleman 病など

〔山口裕:尿細管,間質,血管病変の分類:腎生検病理アトラス.日本腎臓学会・腎病理診断標準化委員会,日本病理協会(編),p81,東京医学社,2011より〕

急性間質性腎炎

病態と症状

- 急性尿細管間質性腎炎 acute tubulointerstitial nephritis(AIN) は、尿細管・間質への炎症細胞浸潤を特徴とし、急性腎障害を呈する症候群である.
- 薬剤性が約70%、感染性が約15%、特発性が約10%、そのほかに全身性エリテマトーデス systemic lupus erythematosus (SLE) や Sjögren 症候群などでみられる.
- まれであるが、ブドウ膜炎随伴尿細管間質性腎炎 tubulointerstitial nephritis with uveitis(TINU) や IgG4 関連間質性腎炎がある.
- 無症候性の症例も多いが、症候としては、皮疹・発熱・乏尿・嘔気・嘔吐・全身倦怠感などがある.
- 腎腫大に伴う腎被膜伸展による背部痛がみられることもある.
- 皮疹の頻度は約15%、発熱は約30%、好酸球増多が約25%にみられる. 皮疹、発熱、好酸球増多の3徴がそろう症例は10%程度と低い.
- 血尿、軽微な尿細管性蛋白尿を示すことが多いが、尿所見に全く異常を認めないこともある.
- 好酸球尿の感度・特異度は高くなく、確定・除外診断には役立たない.

診断

- 確定診断には、腎生検の施行が必要である.
- 組織学的には、間質の著明な炎症細胞浸潤と浮腫が特徴的である.
- 糸球体には変化がない. 炎症細胞はTリンパ球、マクロファージ、好酸球、形質細胞が主体である.

表 26-2 薬剤性 AIN の原因となる主な薬剤

> NSAIDs，ペニシリン，セファロスポリン，リファンピシン，ST 合剤，ニューキノロン(特にシプロフロキサシン)，利尿剤(ループ利尿薬やサイアザイド系利尿薬)，シメチジン，アロプリノール，プロトンポンプ阻害薬(オメプラゾール，ランソプラゾール)，メサラジン，インジナビル

鑑別診断と検査の進め方

- 急性腎障害をきたす原因すべてが鑑別診断の対象となる．急性腎障害の鑑別診断と同じアプローチを行う．
- 全身状態，臨床経過，検査所見から腎前性急性腎障害や急性尿細管壊死では説明できない腎障害をみたら AIN を疑う．
- 原因として薬剤性が多いので，薬歴の聴取が重要である(**表 26-2**)．
- コレステロール塞栓症は，好酸球増多症，尿中好酸球陽性，皮疹を認めるため鑑別として重要である．
- TINU は思春期女性に多く，有痛性の前部ブドウ膜炎を伴うが，腎症状が眼症状に先行することも多い．
- IgG4 関連腎炎はわが国に多い．診断基準を参考に検査をすすめる．

1 病歴聴取・薬歴
- 薬剤性のものは多岐にわたる(**表 26-2**)．
- 最も頻度の高い薬剤は抗菌薬である．
- 薬物の曝露から 3〜5 日で発症することが多い．
- NSAIDs は 6 か月経過して発症することもある．
- IgG4 関連疾患では，唾液腺炎やリンパ節腫脹を伴うことが多い．

2 血液検査
- BUN，Cr，電解質，白血球数，好酸球数．

3 尿検査
- 尿定性，尿沈渣(尿中白血球，白血球円柱，上皮円柱，好酸球，赤血球，赤血球円柱)，NAG，尿 β_2 ミクログロブリン，蓄尿．

4 特殊検査
- サルコイドーシス：ツベルクリン反応，ACE．

- SLE, Sjögren症候群：抗核抗体, C3・C4, SS-A抗体, SS-B抗体, ds-DNA抗体.
- 多発血管炎性肉芽腫症：ANCA.
- 薬剤性：DLST.
- IgG4関連腎炎：高IgG血症・低補体血症・高IgE血症のいずれかを認める. 高IgG4血症(135 mg/dL以上).
- 眼科：TINU症候群は無症状のことがあるため, 原因不明のAINでは眼科診察をコンサルトする.

5 画像所見
- 腹部超音波検査, 胸部X線.
- 造影CT：IgG4関連腎炎では腎実質の多発性造影不良域, びまん性腎腫大, 単発性腎腫瘤hypovascular, 腎盂表面の不整を伴わない腎盂壁肥厚病変などを認める.
- ガリウムシンチ：腎への取り込み増大.

6 腎生検
- 確定診断は腎生検による.
- 薬剤性AINが疑われ, 被疑薬中止後, 腎機能が改善する場合には腎生検は不要である.
- 被疑薬中止後1～2週間たっても腎機能改善がみられない場合で, 患者の状態が腎生検やステロイド療法が可能な場合, あるいは, 病理所見による組織障害の程度や種類によって治療法選択や治療期間が変わると考えられる場合には, 腎生検を行う.

治療方針

- 薬剤性AINでは被疑薬を中止する.
- 被疑薬を中止しても1週間で改善傾向がないか, 急速に進行する場合, ①古典的なアレルギー性AINならば副腎皮質ステロイド療法, ②臨床像が非典型的ならば腎生検を行う.
- 肉芽腫性あるいはほかの免疫関連間質性腎炎に対しては, ステロイド療法を行う.
  - SLE, Sögren症候群, サルコイドーシス, TINU症候群, IgG4関連腎炎など
- 薬物性, 特発性AINでは, 以下の場合にステロイド療法を考慮する.

- 急速に進行する腎機能低下,腎生検でび漫性に細胞浸潤を認める,透析が差し迫っている,回復が遅延.
- ステロイドは,1 mg/kg/日(最大量 40〜60 mg/日)から開始し,1〜2 週間継続.臨床症状をみながら 1〜2 週間ごとに 5〜10 mg ずつ減量,2〜3 か月で中止する.

処方

- プレドニン®
  20〜40 mg/日を 1〜2 週間継続し,臨床症状をみながら
  1〜2 週間ごとに 5〜10 mg ずつ減量

重症例では,
- メチルプレドニゾロン　1 回 500 mg　1 日 1 回　点滴静注 3 日間

フォローアップ

- AIN の 6〜7 割は腎機能がもとの状態まで改善するが,3〜4 割は腎障害が遷延し慢性腎臓病に進行する.
- 尿細管障害の回復の指標に,FE_{Na} や尿 β_2 ミクログロブリンが参考になる.
- ただし慢性腎臓病に進行した患者では,尿 β_2 ミクログロブリンが正常化しても GFR 低下は持続する.

慢性間質性腎炎

病態と症状

- 慢性に進行する尿細管・間質の炎症,あるいは繰り返す AIN の結果,慢性腎機能低下をきたす症候群.
- 原因は慢性腎盂腎炎,逆流性腎症,閉塞性尿路疾患,薬剤性,自己免疫疾患,中毒物質などがある(**表 26-3**).
- 成人期に慢性腎臓病や高血圧,萎縮腎を呈する.
- 尿細管の機能障害のため,GFR の低下に見合わない電解質異常(高 K 血症,代謝性アシドーシス)や腎性貧血をきたしやすい.

表 26-3 慢性間質性腎炎の原因

急性間質性腎炎	長期におよぶ AIN のあらゆる原因
糸球体腎炎	慢性糸球体腎炎では間質にさまざまな程度の炎症が起こる
免疫性	サルコイドーシス，Sjögren 症候群，SLE，慢性の移植後拒絶反応，原発性自己免疫性
中毒	マッシュルーム，鉛，バルカン腎症
薬剤	AIN の原因となるすべての薬剤，鎮痛薬性腎障害，リチウム中毒，シクロスポリン，タクロリムス
感染	重篤な腎盂腎炎後
先天性	膀胱尿管逆流，腎異形成（逆流を伴う），髄質海綿腎，鎌形赤血球症による腎障害
代謝性，全身性	低 K 血症，高 Ca 尿症，高シュウ酸尿症，アミロイドーシス

鑑別診断と検査の進め方

- 慢性腎臓病に該当し，蛋白尿が著明でなく，尿 β_2 ミクログロブリンや NAG などが上昇している場合，尿細管機能障害がある場合に疑う．
- 尿細管機能障害として，① GFR > 25〜30 mL/分/1.73 m^2 にもかかわらず著明な高 K 血症，代謝性アシドーシスがみられる，② GFR の低下が軽度なのにもかかわらず腎性貧血がみられる，③ファンコニ症候群，④尿濃縮障害・多尿，などがある．
- 薬剤服用歴（サプリメントを含む），食事摂取内容を詳しく聴取する．
- 画像所見では，両側腎の変形や萎縮がみられることが多い．
- 確定診断は腎生検であるが，腎機能が低下している場合には困難である．
- 病理組織所見は，尿細管細胞の萎縮，尿細管拡大，間質線維化，間質の単核細胞浸潤である．
- 腎エコー所見は，皮質輝度上昇，皮髄境界の不明瞭化．腎錐体の明瞭化．皮質の萎縮が認められることもある．

治療方針

- 原因疾患に対する治療を行う．
  - 逆流性腎症，閉塞性尿路疾患に対する泌尿器科的介入．
  - 中毒性，薬剤性には原因物質の中止．
- 免疫学的機序が疑われる場合にはステロイド療法．
- 進行期には，慢性腎臓病の一般的治療を行う．
  - 降圧療法（蛋白尿が増加すれば RA 系阻害薬）．
  - 腎性貧血に対する ESA 補充．
  - 代謝性アシドーシスに対するアルカリ補充（アシドーシス自体が間質障害の原因となりうる）．
  - CKD-MBD の管理．

文献

1) Reddy S, Salant DJ : Treatment of acute interstitial nephritis. Renal Fail 20 : 829-838, 1998
2) Raghavan R, Eknoyan G : Acute interstitial nephritis-a reappraisal and update. Clin Nephrol 82 : 149-162, 2014

〈松本直人〉

27 高血圧と高血圧緊急症

高血圧

概念と治療ポイント

- 心血管死亡リスクの最大因子の1つである.
- 日本での患者数は約 4,300 万人,高血圧に起因する死亡者数は年間約 10 万人と推定され,喫煙に次いで多い.
- 治療の目的は,高血圧の持続によってもたらされる心血管病の発症・進展・再発による死亡や,QOL の低下を抑制することである.
- 診療にあたっては以下を考慮する.
  - 高血圧の重症度(血圧値)評価,本態性高血圧か二次性高血圧か,心血管病の危険因子の評価,背景となる生活習慣の把握,心血管疾患の合併や臓器障害の評価,家庭血圧を参考にした高血圧の重症度.

定義と診断(表 27-1)

- 診察室血圧:収縮期血圧 140 mmHg 以上または拡張期血圧 90

表 27-1 成人における血圧値の分類(mmHg)

	分類	収縮期血圧		拡張期血圧
正常域血圧	至適血圧	< 120	かつ	< 80
	正常血圧	120〜129	かつ/または	80〜84
	正常高値血圧	130〜139	かつ/または	85〜89
高血圧	Ⅰ度高血圧	140〜159	かつ/または	90〜99
	Ⅱ度高血圧	160〜179	かつ/または	100〜109
	Ⅲ度高血圧	≧ 180	かつ/または	≧ 110
	(孤立性)収縮期高血圧	≧ 140	かつ	< 90

(高血圧治療ガイドライン 2014, p19 より)

mmHg 以上.
- 家庭血圧：収縮期血圧 135 mmHg 以上または拡張期血圧 85 mmHg 以上(診察室 − 5 mmHg).
- 自由行動下血圧：収縮期血圧 130 mmHg 以上または拡張期血圧 80 mmHg 以上(診察室 − 10 mmHg).

鑑別診断と検査の進め方

1) 確定診断
- 診察室血圧 ≥ 140/90 mmHg, 家庭血圧 ≥ 135/85 mmHg ならば高血圧と確定診断する.

2) 白衣高血圧
- 診察室血圧は高血圧の基準(140/90 mmHg 以上)を満たすが, 家庭血圧(135/85 mmHg 以上)や自由行動下血圧(130/80 mmHg 以上)が高血圧の基準を満たさない場合.
- 高血圧患者の 15〜30％に認める. 高齢者に多い. 原則的には降圧療法を行わない.

3) 仮面高血圧
- 診察室血圧は高血圧の基準(140/90 mmHg 以上)を満たさないのに, 家庭血圧(135/85 mmHg 以上)や自由行動下血圧(130/80 mmHg 以上)が高血圧の基準を満たす場合.
- 心血管リスクは持続性高血圧と同等であり, 高血圧として対応する.

4) 二次性高血圧
- 問診, 身体所見, 一般臨床検査から二次性高血圧が疑われる場合は特殊スクリーニング検査を行う.
- 二次性高血圧を疑う症例でのスクリーニング検査：血液検査(レニン活性, アルドステロン, コルチゾール, ACTH, カテコールアミン 3 分画), 尿検査(メタネフリン 2 分画, カテコールアミン 3 分画), 腹部エコー, 夜間経皮酸素分圧モニタリング, 専門医が行う特殊検査.

診察室と家庭血圧の血圧較差がある場合は, 家庭血圧を優先する.

リスク評価

- 高血圧患者は高血圧レベルと主要な危険因子，高血圧性臓器障害，心血管病の有無により低リスク，中等リスク，高リスクの3群に層別化する（**表27-2**）．

治療方針

- 生活習慣の修正（第1段階）と降圧薬治療（第2段階）により行う．
- 降圧薬治療の開始時期は，個々の患者のリスクレベルに応じて決定する．
- 低リスク群では，3か月以内の指導で140/90 mmHg以上なら降圧薬治療を開始する．
- 中等リスク群では，1か月以内の指導で140/90 mmHg以上なら降圧薬治療を開始する．
- 高リスク群なら直ちに降圧薬治療を開始する．
- 降圧目標は140/90 mmHg未満とする．ただし糖尿病，蛋白尿陽性の慢性腎臓病では130/80 mmHg以上が治療の対象で，降

表27-2 診察室血圧に基づいた心血管病リスク層別化

リスク層 （血圧以外の予後影響因子）	Ⅰ度高血圧 140〜159/ 90〜99 mmHg	Ⅱ度高血圧 160〜179/ 100〜109 mmHg	Ⅲ度高血圧 ≧180/ ≧110 mmHg
リスク第一層 （予後影響因子がない）	低リスク	中等リスク	高リスク
リスク第二層 （糖尿病以外の1〜2個の危険因子，3項目を満たすMetS*のいずれかがある）	中等リスク	高リスク	高リスク
リスク第三層 （糖尿病，CKD，臓器障害/心血管病，4項目を満たすMetS*，3個以上の危険因子のいずれかがある）	高リスク	高リスク	高リスク

*MetS：メタボリックシンドローム

（高血圧治療ガイドライン2014, p33より）

圧目標は 130/80 mmHg 未満とする.
- 後期高齢者は 150/90 mmHg 未満を降圧目標とし,忍容性があれば 140/90 mmHg 未満を目指す.
- 生活習慣改善(減塩,減量,運動,節酒,禁煙)が重要である.
- 降圧薬治療の原則は,1日1回投与の薬物を低用量から開始する.副作用を回避し,降圧効果を高めるために適切な降圧薬の併用療法を行う.
- 降圧薬の使用に関しては,積極的適応,禁忌や慎重投与となる病態に応じて選択する(表 27-3, 4).
- 積極的適応がない場合の高血圧に対する第一選択薬はCa拮抗薬,RA系阻害薬(ARB,ACE阻害薬),利尿薬から選択する.
- 2剤の併用としては RA系阻害薬 + Ca拮抗薬,RA系阻害薬 + 利尿薬,Ca拮抗薬 + 利尿薬が推奨される.

表 27-3 主要降圧薬の積極的適応

		Ca拮抗薬	ARB/ACE阻害薬	サイアザイド系利尿薬	β遮断薬
左室肥大		●	●		
心不全			●[*1]	●	●[*1]
頻脈		●(非ジヒドロピリジン系)			●
狭心症		●			●[*2]
心筋梗塞後			●		●
CKD	(蛋白尿−)	●	●	●	
	(蛋白尿+)		●		
脳血管障害慢性期		●	●	●	
糖尿病/MetS[*3]			●		
骨粗鬆症				●	
誤嚥性肺炎			●(ACE阻害薬)		

[*1]少量から開始し,注意深く漸増する. [*2]冠攣縮性狭心症には注意.
[*3]メタボリックシンドローム.

(高血圧治療ガイドライン 2014, p46, 表 5-1 より)

27 高血圧と高血圧緊急症

表27-4 主要降圧薬の禁忌や慎重投与となる病態

	禁忌	慎重使用例
Ca拮抗薬	徐脈 (非ジヒドロピリジン系)	心不全
RA系阻害薬	妊婦, 高K血症 ACE阻害薬では, 血管神経性浮腫, 特定の膜を用いるアフェレーシス/血液透析	腎動脈狭窄症
利尿薬 (チアジド系)	低K血症	痛風, 妊娠, 耐糖能異常
β遮断薬	喘息, 高度徐脈	耐糖能異常, 閉塞性肺疾患, 末梢動脈疾患

(高血圧治療ガイドライン2014, p46, 表5-2より改変)

■ 各降圧薬について

1) Ca拮抗薬

- 拮抗薬の種類と性質.
  - ジヒドロピリジン(DHP)系:冠動脈および末梢血管拡張作用が強く降圧薬として使用される.
  - 非DHP系(ベラパミル, ジルチアゼム, ベプリジル):心収縮抑制, 刺激電動抑制が強いため, 抗不整脈薬として使用される.
- チャネルの種類.
  - 作用点である細胞膜電位依存性Caチャネルには, L型(平滑筋や心筋), T型(洞結節やPurkinje線維), N型(神経系)がある.
  - L型抑制にて血管拡張作用, T抑制によって降圧に伴う反射性交感神経亢進抑制効果がある.
  - 長時間作用型は早朝高血圧に対する効果を期待.
- 副作用:動悸, 頭痛, 顔面紅潮, 浮腫.

処方

- ニフェジピンL 20〜40 mg/日 半減期:3.5(時間) 1日2回
- ニフェジピンCR 10〜40 mg/日 半減期:6.2〜11.2(時間) 1日1回
- アムロジン 2.5〜5 mg/日

- シルニジピン　5〜10 mg/日
- アゼルニジピン　8〜16 mg/日

2) アンジオテンシン変換酵素阻害薬（ACE 阻害薬）

- 薬理作用：アンジオテンシンⅡによる昇圧・臓器障害の抑制と降圧・臓器保護作用．
- 作用効果：心臓・腎臓保護（輸出細動脈拡張）・脳血管保護効果，糖尿病腎症進展予防に効果的とされている．
- 副作用：咳嗽，血管性浮腫，高 K 血症，催奇性のため妊婦に禁忌．

処方

- カプトプリル 12.5・25 mg　1 回 1 錠　1 日 3 回　150 mg/日まで
- エナラプリル 5・10 mg　1 回 1 錠　1 日 1 回　10 mg/日まで
- イミダプリル 5・10 mg　1 回 1 錠　1 日 1 回　10 mg/日まで

3) アンジオテンシンⅡ受容体拮抗薬（ARB）

- 効果：心・腎・脳血管保護効果，糖尿病腎症進展予防．
- 適応は ACE 阻害薬と同様．
- 副作用：血管性浮腫，高 K 血症，催奇性のため妊婦に禁忌．

処方

以下のいずれかを 1 日 1 回投与．
- ロサルタン　25〜100 mg/日
- カンデサルタン　8〜12 mg/日
- バルサルタン　40〜160 mg/日
- テルミサルタン　20〜80 mg/日
- オルメサルタン　10〜40 mg/日
- アジルサルタン（アジルバ®）　20〜40 mg/日

4) 利尿薬

- 主にサイアザイド薬を使用．利尿薬はほかの降圧薬に比べて収縮期血圧を下げる作用が強い．ループ利尿薬も選択肢となるが，利尿作用が主で降圧作用は弱い．
- GFR < 30 mL/分/1.73 m^2 では，サイアザイド系でなくループ利尿薬が選択されることが多い．
- 近年，進行した慢性腎臓病患者に対するチアジド系利尿薬の有用性が，再評価されつつある．

処方
- トリクロルメチアジド(フルイトラン®) 1 mg　1回1錠　1日1回　2 mg/日まで

5) β遮断薬(表27-5)
- 降圧治療においては通常第1選択とはならないが,心不全,頻脈,労作性狭心症,心筋梗塞後に積極的使用.
- β1選択性の有無が重要.
  - β1受容体：心臓, β2受容体：気管支.

6) α遮断薬
- α1受容体：血圧上昇,血管平滑筋収縮作用あり.
  - 選択的に遮断し降圧.
- 反射性頻脈発作や降圧に伴う心拍出量低下を生じないのが特徴.
- 副作用：起立性低血圧に伴うめまい,立ちくらみ.

処方
- ドキサゾシン(カルデナリン®) 0.5 mg　1回1錠　1日1回　4 mg/日まで

表27-5　β遮断薬の種類と特徴

β遮断薬		
一般名(商品名)	β1選択性	水溶性か脂溶性か
アテノロール (テノーミン®)	++	水溶性
ビソプロロール (メインテート®)	+	水溶性
メトプロロール (セロケン®L)	+++	脂溶性
プロプラノロール (インデラル®)	-	脂溶性
αβ遮断薬		
カルベジロール (アーチスト®)	-	脂溶性

高血圧緊急症

概念と治療ポイント

- 高血圧緊急症は,単に血圧が異常に高いだけの状態ではなく,血圧の高度の上昇(多くは 180/120 mmHg 以上)によって,脳,心臓,腎臓,大血管などの標的臓器に急性の障害が生じ進行している病態を指す.
- 直ちに降圧療法を開始し,臓器障害の進展を防ぐ.
- 急性の臓器障害の進行を伴わない,または進行の可能性が低い持続性の著明な高血圧(通常 > 180/120 mmHg)は高血圧切迫症であり,内服薬により降圧をはかる.
- 血圧が高く,臓器障害があっても,「急性・進行性の臓器障害」がなければ緊急症ではなく,緊急降圧の対象ではない(進行した慢性腎臓病患者に著明な高血圧がみられても,それ自体では緊急症ではない).
- 血圧が異常高値でなくても,急性糸球体腎炎による高血圧性脳症,子癇,大動脈解離などでは緊急降圧の対象となる.
- 高血圧性脳症とは,急激または著しい血圧上昇により脳血流の自動調節能が破綻し,必要以上の血流量と圧のために脳浮腫を生じる状態である.長期の高血圧患者では 220/110 mmHg 以上,正常血圧者では 160/100 mmHg 以上で発症しやすい.
- 高血圧性脳症は最も重篤な緊急症で,適切に治療されなければ脳出血,意識障害,昏睡,死に至る.脳卒中では原則として緊急降圧が禁忌であるため,その除外が重要である.
- 加速型-悪性高血圧とは,拡張期血圧が 120～130 mmHg 以上であり,腎機能障害が急速に進行し,放置すると全身症状が急激に増悪し,心不全,高血圧性脳症,脳出血などが発症する予後不良の病態である.従来は乳頭浮腫を伴うものを悪性高血圧,網膜出血や浸出性病変のみを伴うものを加速型高血圧と呼んでいた.

鑑別診断と検査の進め方

- 著明な高血圧を認めた場合は，症状や身体所見から高血圧に伴う進行性の臓器障害がないかを迅速に評価する．
- 病歴，症状，身体所見と合わせ次の検査を行う．
  - 尿，末梢血（スメアを含む），血液生化学（BUN，クレアチニン，電解質，血糖，LDH，CK など），心電図，胸部 X 線，眼底所見．
- 必要に応じ次の検査を考慮する．
  - 動脈血ガス分析，心・腹部エコー，頭部 CT・MRI，胸部・腹部 CT，血漿レニン活性，アルドステロン，カテコラミン，BNP

治療方針

1 高血圧緊急症

- 高血圧性脳症や急性大動脈解離に合併した高血圧，肺水腫を伴う高血圧性左心不全，重症高血圧を伴う急性冠症候群，褐色細胞腫クリーゼ，子癇や重症高血圧を伴う妊娠などでは，急性の臓器障害が進行するため入院のうえ，直ちに経静脈的降圧治療を開始する．
- 加速型-悪性高血圧も緊急症に準じて対処する．
- 高血圧緊急症に対する降圧速度は，原則としてはじめの 1 時間以内に平均血圧で 20〜25％，次の 2〜6 時間で 160/100〜110 mmHg を目標とする．
- 緊急症では，初期降圧目標に達したら病態を考慮したうえで，長期間作用型の Ca 拮抗薬，RA 系阻害薬，利尿薬，β 遮断薬などの経口投与を開始し，注射薬は漸減，中止する．
- 大動脈解離，急性冠症候群，以前には血圧が高くなかった例での高血圧性脳症に対しては，治療開始の血圧レベル，降圧目標を低くする．
- 脳血流の自動調節能が障害されている脳血管障害の急性期においては，原則として急速，過度の降圧を避ける（表 27-6）．
- 脳血管障害を合併する高血圧の治療は以下である．
  - 超急性期（発症 24 時間以内）：ニカルジピン，ジルチアゼム，

表 27-6 脳血管障害を合併する高血圧の治療

		降圧治療対象	降圧目標
脳梗塞	発症 4.5 時間以内	血栓溶解療法予定患者 SBP>185 または DBP>110	血栓溶解療法施行中および 24 時間以内 <180/105
	発症 24 時間以内	血栓溶解療法を行わない患者 SBP>220 または DBP>120	前値の 85〜90%
	発症 2 週以内	SBP>220 または DBP>120	前値の 85〜90%
	発症 3〜4 週	SBP>220 または DBP>120 SBP180〜220 で頸動脈または脳主幹動脈に 50%以上の狭窄のない患者	前値の 85〜90% 前値の 85〜90%
脳出血	発症 24 時間以内	SBP>180 または MBP>130 SBP 150〜180	前値の 80% SBP 140 程度
	発症 2 週以内	同上	同上
	発症 3〜4 週	同上	同上
SAH	発症 24 時間以内	SBP>160	前値の 80%

SBP：systolic blood pressure, DBP：diastolic blood pressure, MBP：mean blood pressure.
SAH：クモ膜下出血. クモ膜下出血は破裂脳動脈瘤で発症から脳動脈瘤処置まで.

(高血圧治療ガイドライン 2014, p59, 表 6-1 より改変)

ニトログリセリンやニトロプルシドナトリウムの微量点滴静注(**表 27-7**).
- 急性期(発症 2 週間以内)：上記 1)の微量点滴静注または経口薬(Ca 拮抗薬, ACE 阻害薬, ARB, 利尿薬).
- 亜急性期(発症 3〜4 週)：経口薬(Ca 拮抗薬, ACE 阻害薬, ARB, 利尿薬).

2 高血圧性切迫症

- 切迫症は, 24〜48 時間かけて比較的緩徐に 160/100 mmHg まで降圧をはかる.
- 切迫症では, 高血圧の病歴が長く慢性の臓器障害もみられる場合が多い. 臓器血流の自動調節能の下限が高いことが想定され, 急激な降圧は臓器障害を招く可能性がある. また, 緊急降

表 27-7 高血圧性緊急症に用いられる注射薬

薬剤	用法・用量	効果発現	作用時間	主な適応
ニカルジピン	持続静注 0.5～6μg/kg/分	5～10分	15～30分	ほとんどの緊急症 ICP亢進やACSでは要注意
ジルチアゼム (ヘルベッサー®)	持続静注 5～15μg/kg/分	5分以内	30分	ACSを除くほとんどの緊急症
ニトログリセリン	持続静注 5～100μg/分	2～5分	5～10分	ACS ICP亢進では要注意
ニトロプルシドナトリウム	持続静注 0.25～2μg/kg/分	瞬時	1～2分	ほとんどの緊急症 ICP亢進や腎障害で注意
ヒドララジン	静注 10～20mg	10～20分	3～6時間	子癇(第一選択ではない)
フェントラミン	静注 1～10mg 初回投与後0.5～2mg/分で持続投与してもよい	1～2分	3～10分	褐色細胞腫 カテコールアミン過剰
プロプラノロール	静注 2～10mg(1mg/分) →2～4mg/4～6時間毎			他薬による頻脈抑制

ACS:acute coronary syndrome, ICP:intracranial pressure.
(高血圧治療ガイドライン 2014, p110, 表12-3 より改変)

圧による予後改善のエビデンスもない.
- 作用発現が比較的速いCa拮抗薬(短時間作用薬・中間型作用薬)(**表 27-8**),αβ遮断薬のラベタロール,β遮断薬の内服,病態によってループ利尿薬の併用を行う.
- 初期治療は外来で可能だが,投与開始後5～6時間は施設内にて,その後2～3日は外来で注意深い観察と薬剤の調整を行う.

表 27-8 Ca 拮抗薬の作用発現時間・持続時間の比較
（切迫症に対しては短時間作用薬や中間型作用薬を選択する）

薬剤名	商品名	作用発現時間	半減期	持続時間
ニフェジピン（短時間型）	アダラート®	30 分以内	約 1 時間	6 時間
ニフェジピン（中間型）	アダラート®L	0.5〜1 時間	約 4 時間	約 12 時間
ニフェジピン（長時間作用型）	アダラート®CR	緩徐	緩徐	24 時間
ニカルジピン（短時間型）	ペルジピン®	30〜60 分	1.5 時間	8 時間
ニカルジピン（中間型）	ペルジピン®LA	30 分	約 8 時間	24 時間
アムロジピン（長時間作用型）	ノルバスク®	6 時間	35 時間	24 時間以上

安定したら，長時間作用型降圧薬に変更し降圧療法の維持・継続を行う．

処方
- アムロジピン 2.5・5 mg　1 回 1 錠　1 日 1 回　内服　必要に応じて 10 mg/日まで増量

MEMO
外来・病棟での一過性の高度血圧上昇

- 一過性の高度血圧上昇例で進行性の臓器障害がみられない場合は，褐色細胞腫を除いて緊急降圧の対象にならない．
- 高度の血圧上昇が持続すれば，中間持続型の Ca 拮抗薬や ACE 阻害薬，ARB などを内服する．

> **MEMO**
> ### 褐色細胞腫クリーゼの血圧管理
>
> ・フェントラミン 2〜5 mg を 1 mg/分のスピードで血圧の反応をみながら 3〜5 分ごとに静注.
>   初回量の静注後や持続性静脈内注入を行ってもよい.
> ・同時に選択的 α 遮断薬であるドキサゾシンなどの内服薬も開始.
> ・頻脈に対し β 遮断薬が有効だが,十分量の α 遮断薬を投与したのちに用いる.
> ・β 遮断薬の単独投与は α 受容体を介した血管収縮を更新させ,かえって血圧上昇を引き起こすため禁忌.

文献

1) 日本高血圧学会:高血圧治療ガイドライン 2014,ライフサイエンス出版,2014

(宮内隆政)

28 妊娠と腎障害・高血圧

概念と治療ポイント

- 妊娠により多くの臓器に生理的な変化が生じ，腎臓でも機能的変化が起こる．
- 妊娠前に異常がなくても，一定の割合で妊娠高血圧症候群が発症し，一部は重症化する．
- 妊娠高血圧症候群は血圧上昇に伴い，母体ならびに胎児の罹患率，死亡率に影響する．
- 腎機能と血圧が正常で，蛋白尿が軽微な慢性腎臓病患者では，妊娠が腎障害を悪化させる可能性は低い．一方，進行したCKD患者では妊娠を契機に腎不全が進展するリスクがある．

妊娠中の腎機能評価

- 妊娠中はBUN，血清Cr値ともに低下する．正確な腎機能評価はクレアチニン・クリアランスを測定することが望ましい．

> **MEMO**
> **腎機能の回復が期待できない中等度の腎機能障害を認める場合**
>
> 　妊娠の継続には慎重な判断が求められるが，本人および配偶者の挙児希望が強い場合は，安易に人工中絶を勧めるべきではない．
>
> 　今後，末期腎不全に進行した場合や透析導入後には，妊娠の可能性が低くなることから，妊娠が腎機能障害の進行を早める可能性があっても，腎機能が保持されている時期に妊娠・分娩を考えることも選択肢の1つである．妊娠継続の希望が強い場合は，産婦人科医と密接に連携して十分な管理を行い，できるだけ生児を得る努力をすることが勧められる．

- 蓄尿が困難な場合は，相対的な変化として eGFR でも簡易的に評価できる．
- 妊娠では，尿中蛋白排泄量 300 mg/日あるいは 0.27 g/gCr 以上を病的蛋白尿と診断する．

1 妊娠により生じる腎障害・高血圧症

妊娠高血圧症候群

定義と診断

- 妊娠 20 週以降，分娩後 12 週までに高血圧がみられる場合，または高血圧に蛋白尿を伴う場合のいずれかで，かつこれらの症候が偶発合併症によらないものをいう．
- 従来「妊娠中毒症」と称した病態は，妊娠高血圧症候群（pregnancy induced hypertension）の名称に改める（**表 28-1～3**）．

表 28-1 妊娠高血圧症候群の病型分類

妊娠高血圧腎症 preeclampsia	妊娠 20 週以降に初めて高血圧と蛋白尿を発症する
妊娠高血圧 Gestational hypertension	妊娠 20 週以降に初めて高血圧症を発症する
加重型妊娠高血圧腎症 Superimposed preeclampsia	1）高血圧が妊娠前あるいは妊娠 20 週までに存在し，妊娠 20 週以降に蛋白尿を伴うもの 2）高血圧と蛋白尿が妊娠前あるいは妊娠 20 週までに存在し，妊娠 20 週以降にいずれか，または両症候が増悪するもの 3）蛋白尿のみを呈する腎疾患が妊娠前あるいは妊娠 20 週までに存在し，妊娠 20 週以降に高血圧が発症するもの
子癇 eclampsia	妊娠 20 週以降に初めて痙攣発作を起こし，てんかんや二次性痙攣が否定されるもの．発症時期により，妊娠子癇・分娩子癇・産褥子癇とする

＊妊娠蛋白尿（gestational proteinuria）：妊娠 20 週以降に初めて蛋白尿が指摘され，分娩後 12 週までに消失した場合をいうが，病型分類には含めない．

表 28-2 症候による亜分類

	高血圧	蛋白尿
軽症	血圧がいずれかに該当する場合 ①収縮期血圧 140 mmHg 以上 160 mmHg 未満 ②拡張期血圧 90 mmHg 以上 110 mmHg 未満	原則として 24 時間尿を用いた定量法で, 300 mg/日以上で 2 g/日未満の場合
重症	血圧がいずれかに該当する場合 ①収縮期血圧 160 mmHg 以上 ②拡張期血圧 110 mmHg 以上	① 24 時間尿で 2 g/日以上 ②随時尿を用いる場合複数回の新鮮尿検査で, 連続して 3＋(300 mg/dL) 以上の場合

表 28-3 発症時期による亜分類

早期型 early onset type	妊娠 32 週未満に発症
遅発型 late onset type	妊娠 32 週以降に発症

リスク評価

- 妊娠高血圧症候群のリスク因子には,35 歳以上,家族歴(妊娠高血圧腎症,高血圧,糖尿病),高血圧症・腎疾患の合併,初産,前回の妊娠高血圧症候群の既往などがある.

治療方針

- 治療の目的は母体脳血管障害や臓器障害の危険を回避するとともに,胎児胎盤循環系,腎循環系などにおける循環血液量を維持し,胎児の恒常性を保つことにある.
- 軽症高血圧(SBP 140〜159, DBP 90〜109)の妊娠高血圧症候群妊婦に対する降圧療法の, 有益性を示すエビデンスはない.
- 重症高血圧(SBP > 160 ないし DBP > 110)の妊娠高血圧症候群妊婦に対し, 降圧療法を行う(**表 28-4**). 拡張期血圧を 90〜100 mmHg の範囲にとどめ, 収縮期血圧が 155〜160 mmHg を超えないこと, 平均血圧で 15〜20% 以内の降圧にとどめることを目標とする.

表 28-4 重症高血圧の妊娠高血圧性症候群妊婦に対する降圧療法

メチルドパ	アルドメット®	250〜750 mg/日で開始．適当な降圧が得られるまで増量．250〜2,000 mg/日
ラベタロール	トランデート®	150〜450 mg/日
徐放性ニフェジピン	アダラート®CR	妊娠20週以降の使用が可能 1回20〜40 mg，80 mg/日まで使用可能
ヒドララジン	アプレゾリン®	30〜200 mg/日

表 28-5 RA系阻害剤(レニン・アンジオテンシン系阻害剤)使用で生じる副作用

投与時期	障害
第1三半期間	児の血管系と中枢神経系の奇形のリスクが増加
第2三半期間	低血圧と腎血流量の低下 尿細管の形成異常(renal tubular dysgenesis) 胎児に肺低形成，四肢拘縮 頭蓋・顔面の変形

- 高血圧性緊急症では静注薬による降圧療法を行う．
- 生活指導として安静，ストレスを避けるよう指導する．
- 食塩の極端な制限は行わないが，過剰な食塩摂取は避ける．塩分摂取は7〜8 g/日が妥当である．
- 高血圧合併妊娠では，妊娠前からの食事指導を継続する．
- 妊娠高血圧症候群の経口投与が可能な降圧薬としてメチルドパ，ラベタロール，ヒドララジン，徐放性ニフェジピンが推奨される．
- 妊婦に対しては ACE 阻害薬，アンジオテンシンⅡ受容体拮抗薬(ARB)のいずれも使用しない(**表 28-5**)．

処方

・メチルドパ(アルドメット®)
250〜750 mg/日で開始．適当な降圧が得られるまで増量．
250〜2,000 mg/日

・ラベタロール(トランデート®) αβ遮断薬
150〜450 mg/日

- 徐放性ニフェジピン(アダラート®CR)Ca拮抗薬
  妊娠20週以降の使用が可能
  1回20〜40 mg, 80 mg/日まで使用可能

1 高血圧性緊急症

- 収縮期圧180 mmhg以上，あるいは拡張期圧120 mmHg以上が認められたら「高血圧性緊急症」と診断し，降圧療法を開始する．

処方

- ヒドララジン(アプレゾリン®)
  点滴静注では0.5〜10 mg/時

- ニカルジピン(ペルジピン®)
  ニカルジピン10 mgを生理食塩液100 mLに溶解(100 μg/mL)
  0.5〜6 μg/kg/分で血圧をモニターしながら点滴静注

- ニトログリセリン(ミリスロール®)
  手術時の異常高血圧の緊急処置として0.5〜5 μg/kg/分で開始
  5〜15分ごとに0.1〜0.2 μg/kg/分ずつ増量．維持量として1〜2 μg/kg/分を投与

2 高血圧合併妊娠

- 高血圧合併妊娠とは，妊娠前または妊娠20週未満に140/90 mmhg以上の高血圧を認める場合をいう．分娩後12週以降も高血圧が持続するものも，高血圧合併妊娠に分類される．
- 高血圧合併妊娠における主な周産期リスクとして，加重型妊娠高血圧腎症，常位胎盤早期剥離，早産，胎児発育不全，死産などがある．
- 降圧療法の開始基準は，血圧の重症度や臓器障害の有無によって異なる．
- 軽度高血圧で臓器障害のない症例は経過観察でよい．
- 臓器障害のある場合は，軽症高血圧でも降圧薬投与を考慮し140/90 mmHg未満を降圧目標とする．
- 重症高血圧症例では降圧薬投与を考慮し，軽症高血圧の値を降

圧目標とする．
- 妊娠初期からの長期投与の第一選択薬はメチルドパ，ラベタロール，ヒドララジンが推奨される．妊娠 20 週以降ではニフェジピンを第一選択とできる．
- ACE 阻害薬，ARB は妊婦禁忌であるとともに胎児リスクが高いため妊娠判明後は中止する．

3 加重型妊娠高血圧腎症の早期発見，診断，管理

- 高血圧合併妊婦で突然の血圧上昇，血小板減少，血清 Cr 値や尿酸値の増加，肝機能障害，胎児発育不全などが出現した場合，加重型妊娠高血圧発症のリスクが高くなる．
- 血圧上昇に頭痛，眼華閃発，右上腹部痛，心窩部痛などが認められたら加重型妊娠高血圧腎症を疑い，入院管理下で精査をする．
- 加重型妊娠高血圧腎症の一般管理は妊娠高血圧腎症に準じ，降圧開始基準は 160/110 mmHg，降圧目標は 140〜160/90〜110 mmHg とする．

4 高血圧合併妊娠，加重型妊娠高血圧腎症の分娩時期

- 臓器障害のない軽症高血圧合併妊娠は，分娩まで厳重管理下で妊娠 37 週まで妊娠継続をはかってもよい．
- 臓器障害を伴う軽症高血圧合併妊娠や重症高血圧合併妊娠でも，母児病態の増悪がみられず降圧目標が維持できれば，妊娠 37 週まで妊娠継続をはかってもよい．
- 降圧療法で改善が認められない重症高血圧妊娠では，分娩を考慮する．
- 加重型妊娠高血圧腎症における分娩時期は，妊娠高血圧腎症と同様に考えてよい．

無症候性細菌尿と尿路感染症

定義と診断

- 妊娠中の下部尿路感染症は，上部尿路感染症（急性腎盂腎炎）を合併しやすい．
- 妊娠初期に無症候性細菌尿が認められた場合は，治療することが勧められる．

- 無症候性細菌尿のスクリーニングとしては，尿沈渣の検鏡が勧められ，白血球尿が持続する場合には尿培養を施行する．

発症予防

- 通常の尿路感染症の予防を行う(飲水推奨，清潔を保つ，排尿を我慢しない，体を冷やさない)．
- スクリーニングとしては，尿沈渣の検鏡を行う．
- 白血球尿持続の場合は，尿培養を施行する．

治療方針

- 妊娠中の急性腎盂腎炎では，診断と治療の時期を逸すると病変が多臓器に及び，児とともに致死的な状態に陥ることがあるために，速やかに治療を開始する．
- 抗菌薬として，以下が挙げられる．

1)使用可能抗菌薬

- ペニシリン．
- βラクタム系薬剤：セファロスポリン，カルバペネム，モノバクタム．
- マクロライド系薬剤：エリスロマイシン，クラリスロマイシン．

2)使用禁忌薬

- テトラサイクリン：胎児の歯や骨に異形成を生じる．
- キノロン系薬剤：軟骨の欠損を生じる．
- ゲンタマイシン：胎児にネフロン数減少症をきたす．
- フルコナゾール：妊娠3か月以内の使用で催奇形性がある．

※前向き研究にて，イトラコナゾールの使用は安全性が報告されている．

患者への説明

- 妊娠中の尿路感染症により，母体，胎児ともに治療の時期を逸すると，致死的な状態に陥ることがある．
- 治療としての抗菌薬の副作用についての説明を十分に行い，治療を選択しなかったときの不利益についても十分に説明し，患者の理解を得ながら治療を継続させることが重要である．

急性腎障害（HELLP 症候群）

定義と診断

- 溶血（Hemolysis，肝酵素上昇（Elevated Liver enzyme），血小板減少（Low Platelet）を主徴とする preeclampsia の重症型.
- 病態生理：血管内皮細胞障害，微小血栓による肝壊死，血小板消費に伴う血液凝固異常.
- 合併頻度：全妊娠の 0.17〜0.85％（正常血圧妊婦でも 10〜20％発症）.
- 妊娠 28〜40 週での発症が最大だが，27 週以前，分娩後 1 週間までの発症もみられる.
- 初発症状は右上腹部痛，心窩部痛，嘔気，嘔吐.
- 診断は血算，肝機能，末梢血液塗抹標本などで診断され，Sibai らの診断基準が一般的である（表 28-6）.

鑑別診断と検査の進め方

- 鑑別診断は，急性妊娠脂肪肝，肝梗塞，血栓性微小血管症（TMA），特発性血小板減少性紫斑病（ITP）などと，急性胃炎，虫垂炎，胆嚢炎，胆石などの消化器の炎症性疾患.
- 急性妊娠脂肪肝は組織学的診断によるため臨床症状，所見からの鑑別は困難.
- TTP，HUS では血小板消費のみがみられ，HELLP 症候群にみられる DIC の徴候はみられない.

表 28-6 Sibai の基準

溶血	血清総ビリルビン値 > 1.2 mg/dL
	血清 LDH 値 > 600 IU/L
	病的赤血球：有棘赤血球（acanthocyte），分裂赤血球（schistocyte）
肝機能	血清 AST > 70 IU/L
血小板減少	血小板数 < 10 万 /μL

発症予防と治療方針

- HELLP 症候群を予防する方法はない．
- 原則として母体の病態の安定を図りながら妊娠の終結とする．
- 妊娠 34 週未満で母体の病態が安定していれば，胎児肺成熟を目的にステロイドを投与した後に妊娠の終結とする（ベタメタゾン 1 回 12 mg　24 時間ごとに計 2 回筋注）．
- 根本的な薬物療法はないが，妊娠高血圧症候群に合併することが多く，対症療法とする．
- 降圧目標は妊娠中は 140～160/90～110 mmHg 未満，分娩後は 140/90 mmHg 未満．
- 9％に子癇が合併するので，$MgSO_4$ による子癇予防を行う．

2 妊娠を希望する腎疾患患者への対応

腎疾患合併の妊娠管理

- 挙児希望のある患者に対しては，計画的な妊娠・出産の計画を指導し，妊娠・胎児に不利益な薬の使用を避ける．
- 日本腎臓学会，イタリア腎臓学会から診療指針が公表されているが，妊娠が CKD 進行に与える影響に関するエビデンスは限られている．妊娠が腎疾患に与える影響，腎疾患がある患者の母体，胎児に与える影響などについて十分に話しあう．
- 軽度腎機能障害を有する妊婦ではわずかに腎機能が影響を受ける可能性があるが，不可逆的な腎不全に進行することは一般的でない．
- GFR＜60 mL/分/1.73 m^2 では腎機能障害が重症になるほど妊娠合併症のリスクは高く，腎機能低下，透析導入の可能性もあり十分な説明が必要である．
- IgA 腎症では蛋白尿が少なく，腎機能が保たれていれば妊娠予後は良好である．
- SLE では，疾患活動性およびループス腎炎の寛解が維持されていなければ合併症のリスクは高い．寛解が維持できている状態では合併症のリスクは高くない．
- ループスアンチコアグラント陽性例，抗カルジオリピン抗体陽

性例，抗 β_2 GPI 抗体陽性例，抗リン脂質抗体複数陽性例，抗リン脂質抗体高値陽性例，あるいは aPTT 延長例は妊娠予後不良の予測因子である．
- 腎臓内科医と産婦人科医の密接な連携が必要である．
- 定期的な妊婦健診と腎機能検査が必要である．正常に経過している場合は妊娠 24〜34 週までは 1 回/2 週，その後分娩までは毎週が望ましい．腎機能検査を 4〜8 週ごとに行う．
- CKD における高血圧は妊娠初期から降圧薬を用いて管理する．

腎移植患者の妊娠と管理

- 腎移植患者の妊娠合併症のリスクは正常妊婦よりも高いが，腎機能が安定している状態であれば，移植後 1 年以上経過すれば妊娠は比較的安全である．
- 移植後 1 年以上経過し，妊娠前の移植腎機能が安定していれば妊娠を許可する．
- 妊娠前の移植腎機能が血清 Cr > 2.2 mg/dL の場合，腎機能予後は不良で子宮内胎児発育遅延，低出生体重児の頻度が高い．
- 血圧管理を厳重に行う．
- 免疫抑制薬の血中濃度を治療域に維持する．
- 血算，生化学，尿検査を 2〜4 週ごと，胎児モニタリング，超音波を行う．
- 新たな血圧上昇を認めた場合，妊娠高血圧腎症を念頭に置き入院管理とする．
- シクロスポリン，タクロリムスはわが国では妊娠禁忌となっているが，ほかに有効な拒絶反応を防ぐ方策はないので，妊娠継続の場合には同薬の継続はやむを得ず，医師の処方権は正当とみなされると判断できる．ただし患者・家族にも妊娠時における免疫抑制薬に関する説明と同意は不可欠といえる．

透析患者の妊娠と管理

- 透析患者の妊娠は，健康な妊婦と比較して生児を得る確率が低く，早産，低出生体重児の頻度が高い．
- 患者が妊娠，出産を強く希望する場合は妊娠予後や合併症，頻回長時間透析による妊娠予後改善の可能性について情報提供を

- 最低確保すべき透析量の指標として，透析前のBUNを50 mg/dL未満を目標に，週4回以上，週当たりの透析時間は20時間以上の透析を行う．
- 目標透析量は週6回，週当たりの透析時間は24時間以上が望ましい．
- 貧血管理はHb値10〜11 g/Lを目標とする．
- ドライウェイトは妊娠中期から末期にかけては，体液量の評価をしつつ，週当たり0.3〜0.5 kgの増加を目安とする．
- 過度の除水による低血圧を予防するため，透析間の体重増加を抑える．そのためには頻回透析が必要となる．

文献

1) 日本妊娠高血圧学会：妊娠高血圧症候群の診療指針．2015
2) 日本腎臓学会：腎疾患患者の妊娠診療ガイドライン．2017
3) 日本腎臓学会：腎疾患患者の妊娠：診療の手引き．2007
4) Cabiddu G : A best practice position statement on pregnancy in chronic kidney disease : the Italian Study Group on Kidney and Pregnancy. J Nephrol 29 : 277-303, 2016

(二ツ山みゆき)

29 TMA, HUS, TTP の初期管理

概念と治療ポイント

- 血栓性微小血管障害症 thrombtic microangiopathy (TMA) は，微小血管症性溶血性貧血 microangiopathic hemolytic anemia (MAHA)，消費性血小板減少，微小血管内血小板血栓による臓器障害を特徴とする病態のことである．
- TMA に含まれる疾患分類に関し，aHUS 診療ガイド 2015 では，STEC-HUS，TTP，aHUS (補体関連 HUS)，二次性 TMA (その他の TMA) と定義している (表 29-1)．
- TMA の患者を診た際には，まず STEC-HUS や TTP の除外診断を行い，さらに TMA をきたす基礎疾患を有する二次性 TMA の除外を行った患者が臨床的に aHUS と診断される．
- 後日必要な検査が提出できるように，治療前に凝固用採血管で採血したクエン酸血漿 (ADAMTS13 活性測定と溶血試験に必要)，EDTA-2K 血漿，および血清を各々 4 本程度 (遠心分離後，−80℃ に冷凍保存)，さらに STEC-HUS が疑われる例は O157:H7 以外の血清型の STEC による HUS の可能性も考慮し，便を凍結保存しておく．

表 29-1 TMA の分類[1] (非典型溶血性尿毒症症候群診断基準改訂委員会)

STEC-HUS	TTP	aHUS	二次性 TMA (その他の TMA)					
		補体関連 HUS	代謝関連	薬剤	感染	妊娠	疾患	移植

定義と診断

- TMA は，血管内皮障害と微小血管血栓を呈する病理学的診断名である．臨床的には，破砕赤血球，血小板減少から疑われる．
- MAHA は，非免疫性溶血性貧血を示している．血管内での赤血球破壊であり，機械弁や補助循環装置でも同様の状態が起こる．

- そのため TMA では MAHA が起こるが、MAHA の原因がすべて TMA というわけではない。TMA を起こす代表的疾患の理解が重要である。

1) 一次性 TMA を起こす代表的な疾患
- 志賀毒素産生病原性大腸菌 Shiga toxin-producing *Escherichia coli*(STEC)による溶血性尿毒症症候群 hemolytic uremic syndrome(HUS).
- 血栓性血小板減少性紫斑病 thrombotic thrombocytopenic purpura(TTP).
- 補体関連 HUS atypical HUS(aHUS).

2) 二次性 TMA を起こす代表的な疾患
- 妊娠関連症候群(重症子癇や HELLP 症候群など).
- 悪性高血圧.
- 感染症.
- 悪性腫瘍.
- 薬剤性.
- 自己免疫性疾患.
- 造血幹細胞移植後.
- 臓器移植後.
- 播種性血管内凝固症候群(DIC).
- ビタミン B_{12} 代謝異常症.

鑑別診断と検査の進め方(図 29-1, 表 29-2)

- TMA の鑑別診断としては、溶血性貧血、血小板減少、急性腎障害を起こす疾患が挙げられる.
- MAHA, 血小板減少を確認する.
- 末梢血スメアをみて、破砕赤血球の存在を確認する.
- 破砕赤血球がみられなければ、2系統以上の血球減少を起こす疾患の鑑別を行う.
- 破砕赤血球がみられれば、機械弁などによる機械的破壊の有無を確認する.
- 機械的破壊の可能性がなければ、溶血性貧血を起こす自己免疫性溶血性貧血、ヘパリン起因性血小板減少症 heparin-induced thrombocytopenia などを鑑別する.

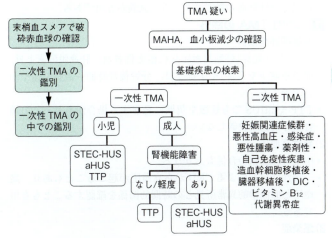

図 29-1 **TMA 鑑別の手順**

(N Eng J Med 2014; 371:654)

表 29-2 各種検体検査

初期検査		CBC, クレアチニン, T-bil, D-bil, LDH, ハプトグロビン, 尿量
末梢血スメア		血液像
クームス試験		
各種鑑別		
二次性	自己免疫疾患	ANA, 抗 ds-DNA IgG 抗体, 抗セントロメア抗体, 抗 Scl-70 抗体, 抗カルジオリピン抗体, 抗カルジオリピン β_2 GPI 抗体, ループスアンチコアグラント, C3, C4, IgG, IgA, IgM, ANCA など
	悪性貧血	ビタミン B_{12}, 葉酸
一次性	STEC-HUS	便培養, 便中の志賀毒素直接検出, 抗 LPS-IgM 抗体
	aHUS	C3, C4, 溶血試験, 抗 H 因子抗体検査, 遺伝子検査 (CFH, CFB, CFI, C3, C46, THBD, DGKE)
	TTP	ADAMTS13 活性, ADAMTS13 インヒビター, ADAMTS13 遺伝子解析

- 自己免疫性貧血の鑑別にクームス試験が有用である.

1 二次性 TMA の除外

1) 妊娠関連症候群
- HELLP 症候群(妊娠高血圧症に溶血性貧血, 肝逸脱酵素上昇, 血小板減少を合併)や子癇では, 分娩後数時間~数日で速やかに改善する.
- TTP や aHUS でも妊娠を契機に発症する場合があり, この場合は分娩後に改善しない.

2) 悪性高血圧
- 中枢神経症状の合併もありうる.
- 一次性 TMA による CKD から高血圧が起こることもあり, 高血圧と血液学的異常所見との時間的関係を確認することも有用である.

3) 感染症
- 小児における侵襲性肺炎球菌感染症, HIV, インフルエンザ A 型, HCV, CMV, 感染性心内膜炎, マラリアなどで TMA が起こる.
- 病歴や発熱などの症候から疑って検索する.
- インフルエンザウイルス感染を契機に, aHUS が発症する例もある.

4) 悪性腫瘍
- 進行性の悪性腫瘍で TMA 発症が報告されている. 消化器がん, 乳がん, 前立腺がん, 肺がん, 膵がんなどで報告が多い.
- 体重減少や呼吸器症状や疼痛などの症状がある場合は, これらの疾患を積極的に検索する.

5) 薬剤性(表 29-3)
- 抗悪性腫瘍薬, 抗血小板薬, 免疫抑制薬などで TMA が起こる.
- 被疑薬の有無を確認する.

6) 自己免疫性疾患
- 全身性エリテマトーデス, 強皮症クリーゼ, 抗リン脂質抗体症候群, 多発筋炎/皮膚筋炎, 血管炎などで TMA が生じる.
- これらが疑わしい場合は各種抗体検査を提出する.

7) 造血幹細胞/臓器移植後
- 造血幹細胞移植後では, 抗悪性腫瘍薬や放射線照射, 感染症,

表 29-3 TMA を起こす薬剤

抗血小板薬	チクロピジン,クロピドグレル
抗菌薬	キニーネ
抗ウイルス薬	バラシクロビル
インターフェロン	
抗悪性腫瘍薬	ゲムシタビン,マイトマイシンC,シスプラチン,VEGF 阻害薬,チロシンキナーゼ阻害薬
免疫抑制薬	シクロスポリン,タクロリムス,シロリムス
経口避妊薬	

(非典型溶血性尿毒症症候群診療ガイド 2015)

カルシニューリン阻害薬投与などにより TMA が起こる.
- 臓器移植後も同様でカルシニューリン阻害薬や CMV などの感染で TMA が起こる.
- aHUS が原疾患で腎移植を受けた場合は,その再発リスクが高いことが知られている.

8) 播種性血管内凝固症候群 disseminated intravascular coagulation (DIC)
- 敗血症,悪性腫瘍,外傷などで起こり,凝固異常と血球減少が起こる.
- 一次性 TMA では通常は凝固異常を伴わないため,凝固系の検査が有用である.

9) ビタミン B$_{12}$ 欠乏
- 重症のビタミン B$_{12}$ 欠乏でも同様の症状となることがある.
- また,コバラミン代謝異常でも TMA 発症が報告されている.
- ビタミン B$_{12}$ および葉酸の測定,血漿ホモシスチン,血漿メチルマロン酸,尿中メチルマロン酸などを測定する.

2 一次性 TMA の中での鑑別
- TTP は緊急性が非常に高く,血漿交換を行うかどうかを決断する必要がある.まずは TTP かどうか検討する.
- 特定の項目のみで鑑別することは困難である.発症年齢や腎障害の程度が有用と考えられる.
- 小児では STEC-HUS が TMA の約 90%を占める.それ以外では aHUS や先天性 TTP などがある.

- 成人では後天性 TTP, aHUS などが多い.
- TTP では腎機能障害の程度が軽いことが多い. 腹痛や下痢の数日後に腎機能障害が出現する場合は, STEC-HUS や aHUS の可能性が高い.

1) STEC-HUS
- 生肉摂取や動物との接触, 汚染された水分の摂取などの数日後に嘔気嘔吐や下痢が生じる. 典型的には血便となる.
- さらにその数日後から血球減少や腎機能障害が出現する.
- MAHA・血小板減少・腎機能障害が三徴である.
- 便培養, 便中の志賀毒素直接検出, 抗 LPS-IgM 抗体が STEC 感染を証明するのに有用である.

2) TTP
- 倦怠感, 紫斑, 嘔気嘔吐など疾患特異的な症状はなく, 神経症状はない場合, 頭痛や混迷などの非特異的な場合, 失語や複視や脱力などのより重度な場合までさまざまである.
- 臨床所見に加えて, ADAMTS13 活性が 10% 未満であることで TTP と判断する.
- ADAMTS13 に対する抗体が陽性であれば後天性 TTP であり, 陰性であれば先天性 TTP を疑う. 先天性 TTP の確定診断には ADAMTS13 遺伝子解析が必要である.

3) aHUS
- 発症は突発性であることが多く, 下痢を伴うような感染症が先行する場合が多い.
- STEC-HUS と同様に MAHA・血小板減少・腎機能障害が三徴である.
- わが国の診断基準では, ①既知の7遺伝子異常例, ②後天性 aHUS として抗 H 因子抗体陽性例, ③ TMA を呈し二次性 TMA・STEC-HUS・TTP が否定的で既知の遺伝子異常は認めないが, 臨床的に aHUS が疑われる例を aHUS としている.
- 確定診断は, 溶血試験・抗 H 因子抗体検査・遺伝子検査(CFH, CFB, CFI, C3, C46, THBD, DGKE)によって行われる.

治療方針

1) STEC-HUS
- 支持療法が基本である.
- 「溶血性尿毒症症候群の診療・治療ガイドライン」を参照する.

2) TTP
- 速やかに血漿交換を開始し,連日で施行し徐々に減量していく.
- ADAMTS13活性の結果判明まで数日要するため,確定診断を待って治療開始するのではなく臨床的に疑わしければ血漿交換を行う.
- 血漿交換の効果は血小板数の改善で判定する.
- 血漿交換が行えない場合には血漿輸注も短期的に有用である(新鮮凍結血漿1回400～800 mL,1日1回).
- 後天性TTPでは抗ADAMTS13抗体産生抑制のため副腎皮質ステロイド投与も行われる.

処方
- 血漿交換療法
  新鮮凍結血漿(FFP)循環血漿量の1.5倍(60 mL/kg)
  症状改善まで連日あるいは週3回
  (保険適用は一連につき週3回を限度とし3か月に限って算定できる)

3) aHUS
- 補体C5に対するヒト化モノクローナル抗体であるエクリズマブを投与する.遺伝子検査などの結果が確認できるまで時間がかかるため,疑った段階で投与開始する.
- エクリズマブ投与時には髄膜炎菌の感染率が上昇するため,投与開始2週間以上前にワクチン接種することが重要である.肺炎球菌,インフルエンザ桿菌のリスク増大も報告されている.

処方
- ソリリス®注　18歳以上
  導入期　1回900 mg　週1回　点滴静注　計4回
  維持期　初回投与4週後から1回1,200 mg　2週に1回点滴静注

4) 二次性 TMA
- 治療の基本は原疾患の治療である．

5) その他の注意
- 貧血に対しては，支持療法として必要最低限の濃厚赤血球輸血を行う．
- 血小板減少に対しては，病態悪化の可能性があるため血小板輸血は原則的に禁忌である．
- 明らかな出血があり，血小板数＜2万，血小板数＜5万で侵襲的処置を行う場合などは，必要最低限の血小板輸血を行う（中心静脈カテーテル挿入は侵襲的処置に当たらない）．

文献
1) 非典型溶血性尿毒症症候群診断基準改訂委員会：非典型溶血性尿毒症症候群(aHUS)診療ガイド 2015
2) 五十嵐隆：溶血性尿毒症症候群の診断・治療ガイドライン作成班編：溶血性尿毒症症候群の診断治療ガイドライン．東京医学社，2014
3) George JN, Nester CM：Syndromes of thrombotic microangiopathy. N Engl J Med 37：654-666, 2014

〈石井太佑〉

30 腎臓病・透析患者の周術期管理

概念と治療ポイント

- 慢性腎臓病は,周術期の心臓合併症の独立した危険因子である.
- 末期腎不全・透析患者は,手術死亡の危険因子である.
- 末期腎不全患者は,出血傾向があることが多いので注意が必要である.
- 多剤併用の患者が多いため,周術期の薬剤用量調節,相互作用に注意する.
- 周術期管理にあたっては,心血管合併症,感染,電解質異常,出血などの合併症軽減と,残存腎機能ならびに透析アクセス保護をこころがける.
- 透析患者に対する手術は,透析専門医ならびに腎不全の病態・特性を熟知した麻酔科医,外科医間の連携が重要である.

治療方針

1 術前管理

1) 術前評価項目

- 身体診察.
- 各種検査:血算,凝固系,BUN,Cr,Na,K,Cl,HCO_3^-,Ca,P,Mg,血糖,アルブミンなど.
- 体液量評価:身体所見,胸部X線,バイオインピーダンス.
- 栄養状態.
- 貧血の有無と程度.
- 心血管合併症の評価を適切に行う(ACC/AHAによる「非心臓手術のための周術期心血管系評価ガイドライン」,日本循環器学会による「非心臓手術における合併心疾患の評価と管理に関するガイドライン」がある).
- 術前評価を含めた周術期管理には麻酔科医,外科医,循環器専

門医間の適切なコミュニケーションが欠かせない.
- 出血傾向:抗血小板薬,抗凝固薬服用の有無など.
- 透析処方ならびに適正透析:透析の曜日,最終透析日,Kt/Vなど.
- 透析アクセス:感染の有無,狭窄の有無.
- 服用中の薬剤:抗凝固・抗血小板薬,利尿薬,RA系阻害薬,降圧薬,K吸着薬,P吸着薬.

2) 術前の透析処方
- 血液透析患者では,原則として手術前日に十分な透析を実施する.
- 月曜の予定手術は避ける.
- 手術前日の抗凝固薬は,通常どおりでよい(未分画ヘパリンも可).
- 手術当日に血液透析を実施する際には,ナファモスタットないし無抗凝固透析が安全.
- 未分画ヘパリン使用後12時間あけて手術可能である.
- 腎不全患者では,低分子ヘパリンが蓄積し半減期が延長するので,周術期の使用は勧められない.
- 腹膜透析患者は,術前の検査データ(Kt/V含む)を確認し,透析不足があれば1〜2週前からPD処方を変更し(バッグ交換回数増加など),適正透析を達成する.

3) 体液・電解質管理
- 術前の体重がdry weightになるように調整する.
- 術中の血圧低下を防ぎ,残存腎機能を保護するために手術当日のRA系阻害薬,利尿薬は中止する(術後経過が良好なら術翌日から再開).
- 手術が許容される血清K値は,手術の緊急度により判断される.
  - 待機的手術の場合,術前K<5.5 mEq/Lであれば許容される.
  - 緊急手術では,術中に高K血症が進行するか(横紋筋融解などの組織崩壊の有無,程度),手術の緊急性(緊急透析終了後まで手術を遅らせることは可能か)を考慮する.
  - 心電図が変化なく手術の緊急性が高ければ,血清K<6 mEq/Lならば薬物的な治療で対応.

4) 出血傾向

- 尿毒症患者では，血小板機能不全，貧血，薬剤（抗血小板薬，抗凝固薬）による出血傾向を呈することが多い．
- 十分な透析によって血小板機能の改善が期待できる．
- 抗血小板薬，抗凝固薬は各施設の基準（薬剤種類，手術の種類）に従って中止する．
- 周術期に出血する可能性が高い場合，事前に貧血を是正する（維持透析患者の Hb 目標値週初め HD 前で 10〜12 g/dL）．
- 手術当日に透析が必要な場合には，抗凝固薬を使用しない透析またはナファモスタットを用いた透析を行う（抗凝固薬を使用しない透析の手順 74 頁参照）．
- デスモプレシン（0.3 μg/kg 静注）は尿毒症患者の血小板機能を改善し，投与 1 時間後には出血傾向が改善する．血管内皮に貯蔵されている第Ⅷ因子の放出と，vWF の機能改善のためである．
- ただし，わが国の添付文書上の効能は「軽症・中等症血友病 A ならびに von Willebrand 病（Type I，Type Ⅱ A）」である．

5) 透析アクセス

- GFR < 30 mL/分/1.73 m^2 の患者では，透析アクセス作成の可能性がある橈側皮静脈への点滴ルート確保は避ける（手術室，集中治療室看護師，麻酔科医師，外科医，病棟医に周知徹底）．
- 透析患者では，末梢静脈ルート確保や血圧計マンシェット装着は，非シャント側の上肢で行う．
- 中心静脈カテーテルを留置する場合には，鎖骨下静脈は避ける．将来，中心静脈狭窄の原因になるからである．
- 血液透析患者では，内シャント側には中心静脈カテーテルを留置しない．
- 術中の術者の体や手術器具によるシャントの圧迫に注意する．

2 術後管理

1) 慢性腎臓病患者（透析導入前）

- 残存腎機能保護のため，術後の体液管理に注意する．
- 残存腎機能保護のため NSAIDs の使用は避け，疼痛管理はアセトアミノフェンを使用する．
- 術後は経口摂取量が低下しているため，P 結合剤，K 吸着薬の再開時期に関しては個別に検討する．

2) 血液透析患者

- 術後の dry weight の設定は，手術侵襲度，摘出臓器の重量，周術期の水分バランス，血圧，浮腫の程度などから判断する．
- 術後は dry weight が変化しやすいので，少なくとも週1回は再評価する．
- 心臓外科術後の dry weight 設定，日々の除水量設定については，術後の In/Out や血圧，全身状態を考慮し，術者と相談する．
- 術後の透析時期は，出血の危険性と肺水腫や高K血症に対する緊急性を勘案し決定する．
- 術前に十分に透析が行われており，体液過剰や高度の電解質異常がなければ，術翌日の透析は避け，術後2日目から開始する．
- 透析時の抗凝固薬は，術後数回はナファモスタットを使用する．脳外科術後などで出血リスクを最小化したいときには，抗凝固薬を使用しない透析を行う．
- 透析時にヘパリンを再開する時期に関しては，術者と相談する．
- 透析用カテーテルの使用は，緊急時を除き透析時に限られること，カテーテル内腔がヘパリン原液で充填されていることを関係者全員に周知徹底する．
- 透析患者では K, P, Mg などの投与を制限するが，完全中心静脈栄養の透析患者では，K, P, Mg の補充を行わないと1週間程度で低 K, 低 P, 低 Mg 血症が生じうるので注意する．

透析患者における術前チェックリスト

- 血糖，BUN，Cr，Na，K，Cl，Ca，P，Mg，HCO_3^-，アルブミン，血算，凝固系ジコキシン（治療範囲が狭いため）など．
- 透析のアクセス（感染の有無，狭窄の有無）．
- ボリュームステータスの評価（浮腫の有無，BCM，胸部X線）．
- 心機能・心血管リスクの評価．
- K吸着薬，P吸着薬の有無．
- ACE阻害薬，ARB内服の有無．

（松本直人）

31 腎移植患者の内科管理

概念と治療ポイント

- 腎移植は，腎代替療法のなかで唯一の根治療法といわれている．
- 日本で腎移植の90%以上を占める生体腎移植の成績は，1年生着率で約100%，5年生着率で約90%，腎予後は15〜20年と大変に成績が良い．

定義と分類

- 腎移植は図31-1のように大別される．
- かつては血縁者間と非血縁者間で腎予後が異なっていたが，現在は免疫抑制剤の発達により，血縁と非血縁で予後には全く差がない．
- ABO血液型不適合移植も日本の腎移植の約30%を占め，成績もABO血液型適合移植と比べて遜色ないほどに良好である．
- また腎移植を試行するタイミングは，ほかの腎代替療法(透析)と同時期であるが，腎移植前には医学的・社会的な準備に時間

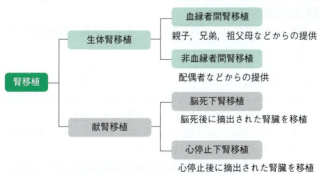

図31-1 腎移植の種類

表 31-1 移植腎 AKI の原因と診断方法

1. 外科処置などに関わるもの：超音波
2. CNI 毒性：血中濃度測定
3. BK ウイルス腎症，感染関連の間質性腎炎：血中・尿中 PCR，尿 decoy 細胞
4. 拒絶反応：免疫学的検査，腎生検

を要するため，腎移植外来へのコンサルトは CKD ステージ 4 くらいが適当であろう．

リスク評価

- 腎移植の予後はレシピエントの要因（年齢，内科的リスク，外科的リスク，末期腎不全の原疾患）とドナーの要因（年齢など），さらに免疫学的適合性によって影響を受ける．

鑑別診断と検査の進め方

- 腎移植患者が AKI を発症したときの鑑別診断を**表 31-1** に示す．
- 通常の AKI と同様に腎前性，腎性，腎後性と鑑別しても構わないが，移植特有の鑑別診断として 4 つの状況は常に念頭に置いておくべきである．

治療方針

1 周術期の内科管理

- 腎移植周術期における内科管理は，免疫抑制剤と輸液管理である．
- 当院では，移植後数日間は ICU にて管理している．
- 免疫抑制剤はステロイド，カルシニューリン阻害薬（CNI），ミコフェノール酸モフェチル（MMF）の 3 剤が基本となり，周術期にはモノクローナル抗体のバシリキシマブが追加となる．
- 当院のプロトコールを**図 31-2**（一般プロトコール），**図 31-3**（高リスクプロトコール）に例示する．
- 両プロトコールの違いは術前の薬剤や血漿交換だけで，術後はどちらのプロトコールも同じである．

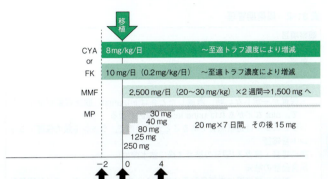

図 31-2　免疫抑制剤プロトコール（一般・低リスク）

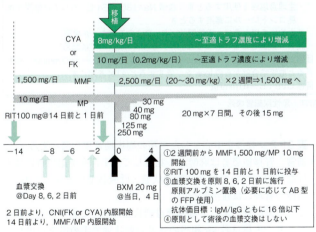

図 31-3　免疫抑制剤プロトコール（ABO 不適合・高リスク）

表 31-2 周術期管理

観察項目
バイタルサイン・CVP・尿量(残腎機能も確認)
創部
ドレーン(量・出血)
Foley(尿量)
・尿量が一定しない時,激減したときは irrigation. 膀胱容量が少ないので,clot などがあれば urine leak の原因となる
レシピエントは透析患者であることが多いので,シャント肢の保護・シャント音確認
腹部雑音・排ガス(翌日の排ガス後に飲水開始)
足背動脈の触知
・一般的に移植腎は内腸骨動脈に吻合されるが,場合によっては外腸骨動脈に吻合されている
適宜,胸部Ｘ線・心電図,蓄尿

輸液
維持液として 1/2 生理食塩液(術後は 60 ～ 80 mL/時)
補充輸液として 1/2 生理食塩液,あるいは 1 時間前の尿量相当の生理食塩液(上限は 300 mL/時)
・時間尿量 >300 mL のとき:輸液速度を 300 mL/時に固定
・生理食塩液を使用するとき:血清 Na<135 MEq/L,もしくは糖尿か血糖コントロールに難渋するとき
基本的に多尿なので,電解質(K, P, Ca)のモニターが重要
高 K が問題となることは少ないが,ケイキサレート®は禁忌
目標血圧:平均血圧:>75 mmHg／収縮期血圧:110 ～ 160 mmHg:高すぎると血管吻合部からの leak を,低すぎると ATN を起こす
目標 CVP:5～10 mmHg

ANT:急性尿細管壊死

- 表 31-2 に輸液を中心とした当院の周術期管理を例示する.
- 通常,腎移植患者は麻酔から覚醒して,手術室を退出時には十分な利尿がついており,意識状態・呼吸状態は安定しており,術後の管理には難渋しない.
- また,末期腎不全による体液過剰状態に加えて術中の輸液負荷もあり,大抵は数 kg 相当の体液過剰状態で手術室を退出してくる.
- この体液過剰状態を毎日 500～1,000 mL 程度のアウトバランスにして,数日かけて体液状態を整えるイメージである.

2 維持期(慢性期)の内科管理

- 腎移植を行っていない施設であっても,救急や初診外来などで腎移植患者に関与することになることはありうる.
- その際,腎移植患者における診療上のポイントは,以下の通りである.

診療上のポイント

1. 必ず3剤の免疫抑制剤を服用しており,他剤との相互作用や易感染性に注意する.
2. 移植後3〜6か月間は,感染予防薬を服用しているので確認する.
3. 移植腎は右(左)下腹部に位置し,腸骨内・外・動・静脈に吻合しており,大腿部の中心静脈挿入,心カテーテルの際には注意する.
4. 移植腎の尿管は短く,逆流しやすいので尿路感染症になりやすい.
5. 片腎+CNI服用のため,腎機能が血行動態の影響を受けやすい.
6. もとは腎不全患者(透析患者)であり,動脈硬化のハイリスク集団である.

- 移植維持期(移植後3か月以降)では,感染症といわゆるCKD-Tの管理が主要な仕事となる.
- CKD-Tの管理は貧血,CKD-MBDの管理から始まり,一般的な血圧,血糖,脂質代謝異常,尿酸などの管理,さらに蓄尿,栄養指導などを指す.
- **表31-3**にわが国の臨床ガイドラインを示す.
- 移植領域では決してエビデンスの高い指針は存在しないのだが,移植後もCKDの管理を継続して行うというスタンスが妥当である.
- また,腎移植患者の3大主要死因が心血管障害,感染症,悪性腫瘍であることを考えると,これら3大疾病への対応は移植後のどの時期でも重要であるといえる.

3 移植維持期・慢性期のスクリーニング

- 維持期の移植後外来では,感染症,心血管障害,さらに悪性腫瘍の管理が重要となってくる.
- 当院の管理方法をそれぞれ**表31-4, 5**に例示する.

表 31-3 腎移植後の内科的管理

リスクと治療目標	対応
血圧コントロール < 130/80 mmHg	生活習慣の是正(塩分制限, カリウム摂取, 喫煙, 減量), 降圧薬(RAS 阻害薬／CCB), CNI 用量調節
血糖コントロール(NODAT) FBS < 130 mg/dL HbA1c < 6.5%(JDS 値) HbA1c < 7.0%(NGSP 値)	生活習慣の是正(運動, 減量) 経口血糖降下薬, インスリン CNI, ステロイドの用量調節
コレステロールコントロール LDL < 120 mg/dL(一次予防) LDL < 100 mg/dL(二次予防)	生活習慣の是正(禁酒, 血糖コントロール, 運動, 減量) スタチン製剤(CNI にてスタチン製剤の濃度上昇に注意)
尿酸コントロール < 8 mg/dL	生活習慣の是正(禁酒, 運動, 減量)
肥満 BMI < 25 kg/m^2	生活習慣の是正
貧血	鉄剤, ESA 製剤, RAS 阻害薬の用量調節
腎機能	GFR の維持, 定期的な蛋白定量(蓄尿) 拒絶反応の回避 CKD-MBD の管理
動脈硬化	定期的な動脈硬化スクリーニング

(腎移植後内科・小児科系合併症の診療ガイドライン 2011, 日本臨床腎移植学会より作成)

患者への説明またはフォローアップ

患者への説明
- 特に生体腎移植は生体ドナーも関係するために, 患者にとっても社会的に大きなイベントである.
- 特に移植は多職種(ドクター, ナース, コーディネーターなど)で複数回の医療面接を行うべきで, 当院では移植前評価に約半年間ほどの時間をかけている.

ドナーフォローアップ
- 腎移植患者といえば, まずレシピエントを思い浮かべるわけだが, 生体腎移植の比率が突出しているわが国では, 生体腎ド

表 31-4 レシピエントの移植後外来管理—感染症など

BK スクリーニング：尿 BK PCR ＋尿細胞診（decoy cell）
　3～6 か月：毎月（3, 4, 5, 6 か月後）
　6～12 か月：3 か月ごと（9, 12 か月後）
CMV スクリーニング：血清 CMV antigen
　～6 か月まで：2 週間ごと（陽性となったら 1 週間ごとにフォロー）
HBV 抗体価フォロー
　6 か月ごと
HBV DNA フォロー：HBV 患者，あるいは既感染者のみが対象
　毎月

表 31-5 レシピエントの移植後外来管理—心血管障害・悪性腫瘍など

心血管障害
　毎年全例に行う検査：胸部単純 X 線，心電図，心エコー，ABI/TBI
　ハイリスク症例に行う検査：MDCT，頸部エコー

悪性腫瘍など
　毎年全例に行う検査：胃カメラ，骨密度，PSA
　ハイリスク症例に行う検査：大腸鏡，マンモグラム

表 31-6 ドナーの移植後外来管理

術後フォローの間隔
退院後初回外来：約 2 週間後
その後は
～1 年まで：3 か月に 1 回
以降：6～12 か月に 1 回

定期的に検討すべき検査
・胸部単純 X 線，心電図，心エコー，ABI/TBI
・胃カメラ・大腸鏡などは適宜

ナーの移植後外来管理も必須である．
- 表 31-6 に当院のドナー外来を例示する．
- ドナーは腎提供後，通常の保険診療下における診療となることを意識し，各自治体での検診なども活用すべきである．

（長浜正彦）

III

特殊処置・治療

32 腎機能低下例に対する薬物処方

概念と治療ポイント

- 腎機能が低下した患者では，腎排泄性の薬剤を通常量投与した場合，薬剤が蓄積し重大な副作用が生じることがある．
- 腎障害の進行とともに，腸管からの薬剤吸収，蛋白結合率，薬剤分布容量，腎外クリアランスなども変化する．
- 腎機能が低下した腎不全(CKD)患者では，原則として腎排泄性の薬剤を避け，非腎排泄性の代替薬や腎排泄の寄与の少ない薬剤を選択する．
- 腎排泄性の薬剤では腎機能に応じ，1回投与量を減量したり，投与間隔を延長したりする．
- 薬効や副作用，必要に応じて血中濃度を参考に維持量を調整する．
- 可能な限り腎毒性が低い薬剤を選択する．

病歴聴取と身体診察

- 市販薬，サプリメントを含めた薬剤服用歴を聴取する．
- 薬剤アレルギー，薬剤副作用歴を聴取する．
- 体液量を評価する(浮腫・腹水では薬剤分布容量が増加，体液量減少があればNSIADs，RA系阻害薬の副作用が増強)．
- 全例で身長と体重を測定する．

腎機能評価と薬剤投与量調整

1 腎機能評価

- 過去の臨床治験では，腎機能評価法としてCockcroft-Gault式による推算CCrを用いていたため，処方調整の表はCCrごとに示されていることが多い．
- 過去の臨床治験ではJaffé法で血清Crを測定することが多く，これに基づいて計算されたCCrは真のGFR(尿細管Cr分泌を含まない)を近似する．

- Cockcroft-Gault 式の推算 CCr の単位は mL/分，日本腎臓学会や MDRD，CKD-EPI 式の推算 GFR の単位は mL/分/1.73 m^2 である．
- Cockcroft-Gault 式では，Jaffé 法で測定された血清 Cr 値を用いる．わが国で一般的な酵素法で測定された Cr 値を用いる際には，実測 Cr 値に 0.2 を加えるとよい．

2 薬剤投与量調整

- 薬剤の腎排泄経路は，糸球体濾過だけでなく尿細管分泌も関与するが，薬物投与設計では GFR を指標とする．
- 腎機能低下時の薬剤投与量調整は，添付文書や成書を参照する．
- 腎機能が低下した慢性腎臓病患者に対する薬物投与設計では，体表面積補正しない個別 eGFR(mL/分)に基づいて，薬剤の減量や投与間隔の延長を行う．
- 一部の薬剤では，腎機能正常者においても体重や体表面積に応じた薬用量が定められている(例：シスプラチン X mg/m^2 など)．こうした薬剤では体表面積補正(1.73 m^2 あたり)を行った CCr，あるいは GFR(単位は mL/分/1.73 m^2)を用いる．
- 筋肉量が多いと血清 Cr 値は高く(推算 GFR は低く)，筋肉量が少ないと血清 Cr 値は低く(推算 GFR は高く)なる．栄養不良，極端なるい痩など筋肉量が標準値より著しく異なる場合は血清 Cr 値からの eGFR は GFR を正確に反映しないことがある．
- 薬剤の過剰投与・過小投与を避けるためこうした患者では血清 Cr 値からの eGFR でなく，シスタチン C(Cys-C)に基づく GFR 推算式や蓄尿による GFR 測定など，ほかの方法を併用する．
- 腎機能が急速に変化したとき(急性腎障害の急性期，回復期)には，血清 Cr 値は真の GFR を反映しないので，蓄尿による実測 GFR(CCr)が必要である．
- 蓄尿中にも血清 Cr 値が変動するので，中間点で採血をするのが望ましい．

主な腎機能の推算式

1) Cockcroft-Gault 式（血清 Cr 値は Jaffé 法）

推算 $CCr(mL/分) = (140 - 年齢) \times 体重 / (72 \times SCr)$
（女性の場合 $\times 0.85$）

2) 日本腎臓学会の GFR 推算式

推算 $GFR(mL/分/1.73\,m^2) = 194 \times Cr^{-1.094} \times 年齢^{-0.287}$
（女性の場合 $\times 0.739$）

3) 日本人の Cys-C に基づく GFR 推算式

- 筋肉量の少ない長期臥床高齢者，筋ジストロフィーなどの筋疾患，下腿切断患者などでは Cys-C に基づく推算 GFR 式が有用．

男性：$eGFRcys(mL/分/1.73\,m^2)$
　　　$= (104 \times Cys\text{-}C^{-1.019} \times 0.996^{年齢}) - 8$
女性：$eGFRcys(mL/分/1.73\,m^2)$
　　　$= (104 \times Cys\text{-}C^{-1.019} \times 0.996^{年齢} \times 0.929) - 8$

透析患者に対する薬剤処方

- 透析患者に対する薬剤投与設計は，透析の種類，薬剤の種類によって処方調整表を参考にして調整する．
- 血液透析により効率的に除去される薬剤は，分子量 500 未満，蛋白結合率 90％ 未満，分布容量が少ないものである．
- 処方調整表は標準的な透析条件での投与法を示している．ダイアライザーの種類，血流量，透析液流量，治療時間によって異なることに注意する．
- 特に注意が必要な薬剤を表 32-1 に示す．

体表面積補正の注意点

- 体格にかかわらず固定用量が定められている薬剤（大部分の薬剤）については，$1.73\,m^2$ あたりの体表面積補正をしない CCr ないし eGFR(mL/分) に応じた用量調節を行う．
- 体表面積補正をした eGFR($mL/分/1.73\,m^2$) から体表面積補正

表 32-1 特に処方に注意が必要な主な薬剤

薬剤	注意点
アルミニウムを含む薬物	禁忌．アルミニウム脳症・骨症
マグネシウム含有緩下剤	高マグネシウム血症
経口糖尿病薬	
アシクロビル，バラシクロビル	痙攣，意識障害．減量する
イミペネム	痙攣．ほかの薬剤を用いる
シベンゾリン	低血糖，意識障害
オセルタミビル	減量する

をはずすには，以下の式を用いる．

$$\text{eGFR}(\text{mL}/\text{分}) = \text{eGFR}(\text{mL}/\text{分}/1.73\,\text{m}^2) \times \text{患者体表面積}(\text{m}^2)/1.73$$

- 体表面積の計算には，以下の式を用いる．

  - DuBois 式
    $$\text{体表面積}(\text{m}^2) = \text{体重}(\text{kg})^{0.425} \times \text{身長}(\text{cm})^{0.725} \times 7184 \times 10^{-6}$$
  - Mosteller の式
    $$\text{体表面積}(\text{m}^2) = \sqrt{\text{身長}(\text{cm}) \times \text{体重}(\text{kg})/3600}$$

- 一部の薬剤では，体格に応じ体表面積あたりで用量が定められている（例：シスプラチン $X\,\text{mg}/\text{m}^2$ など）．
- このような場合，体表面積補正（$1.73\,\text{m}^2$ あたり）を行った CCr，あるいは GFR（$\text{mL}/\text{分}/1.73\,\text{m}^2$）を用いることが合理的である．
- 体表面積に応じて用量が調整された薬剤を，mL/分あたりの CCr ないし GFR で補正した場合には，二重に体格の因子が加味され，体格の大きな患者では過量投与，小さい患者では過小投与につながるからである．

腎機能低下患者で減量・中止が必要な主な薬剤（表32-2）

表32-2 腎機能低下患者で減量・中止が必要な主な薬剤

	主な薬剤
抗菌薬	アミノ配糖体，バンコマイシン，アシクロビル，ニューキノロン系，セフェム系・ペニシリン系の多く
強心配糖体	ジゴキシン
抗不整脈薬	プロカインアミド，シベンゾリン
経口血糖降下薬	メトホルミン
ガドリニウム含有MRI造影剤	原則として使用しない
アルミニウム製剤	腎不全では禁忌
Mg含有緩下剤	腎不全では使用しない
がん化学療法	シスプラチン，メトトレキサート，カルボプラチンなど

CKD患者に対する処方の注意（代表薬）

1 解熱鎮痛薬

- NSAIDsは，できるだけ使用しない．
- NSAIDsをやむを得ず使用せざるを得ない場合には，短期投与にとどめ，腎機能をモニタリングする．
- CKD患者への解熱鎮痛薬は，アセトアミノフェンが推奨される．
- トラムセット®（トラマドール，アセトアミノフェン合剤）は，腎障害は少ないが，腎障害患者では腎機能正常者の半分を目安に減量する．

2 抗ウイルス薬

- アシクロビル，ガンシクロビル，抗インフルエンザ薬は腎機能に応じて減量する．
- 腎機能低下例では，アシクロビル中毒による呂律困難，振戦，幻視，幻聴，混迷，昏睡などの症状を伴う意識障害が出現しやすい．

3 H₂受容体拮抗薬

- H₂ブロッカーは腎排泄性薬物であり，減量せずに使用すると血中濃度が上昇し，副作用のリスクが高まる．
- 尿細管でのCr輸送と競合するため，見かけ上，血清Cr値が

上昇する.
- プロトンポンプ阻害薬(PPI)は,腎排泄性ではないため減量は不要である.

4 直接経口抗凝固薬(DOAC)
- 腎排泄性のため腎機能低下例では,減量・中止する.
- ダビガトラン(プラザキサ®)
  ・CCr < 30 mL/分で禁忌.
- Xa阻害薬:リバーロキサバン(イグザレルト®),アピキサバン(エリキュース®),エドキサバン(リクシアナ®).
  ・CCr < 15 mL/分で禁忌:非弁膜症性心房細動の虚血性脳卒中・全身性塞栓症の発症抑制.
  ・CCr < 30 mL/分で禁忌:深部静脈血栓症および肺血栓塞栓症の治療・再発抑制.

5 経口血糖降下薬
- チアゾリジン誘導体,SU剤,ビグアナイド薬(メトホルミンなど),グリニド系,大部分のGLP-1受容体作動薬,大部分のDPP-4阻害薬は,GFR < 30 mL/分では禁忌.
- GLP-1受容体作動薬のうちデュラグルチド(トルリシティ®)は,腎機能障害患者への使用に制限はない.
- DPP-4阻害薬のうちリナグリプチン(トラゼンタ®)は,腎機能の程度にかかわらず用量調整を必要としない.
- αグルコシダーゼ阻害薬(グルコバイ®,ベイスン®)は,透析患者でも通常量で使用可能.

6 脂質異常症薬
- ベザフィブラート(ベザトール®SR)は,横紋筋融解症のリスクがあり,腎不全などの重篤な腎疾患のある患者では禁忌.

7 抗不整脈薬
- ジゴキシンは,減量が必要.透析でもほとんど除去されない.
- シベンゾリンは,腎障害患者で半減期が延長するので用量調節が必要.透析で除去されないので透析患者では禁忌.低血糖を起こす.
- 減量の必要がない抗不整脈薬には,アプリンジン(アスペノン®),リドカイン,メキシレチン,ピルジカイニド(サンリズム®),プロパフェノン(プロノン®),アミオダロン(アンカロ

ン®)などがある.
- 減量の必要がある抗不整脈薬には,フレカイニド(タンボコール®),ジソピラミド(リスモダン®),プロカインアミド(アミサリン®)などがある.

(石井太佑)

33 急性血液浄化療法

概念と治療ポイント

- 血液浄化療法とは，"患者体内に急激に蓄積した毒物および病因物質によって体内の恒常性が著しく損なわれた病態に対して，その原因物質を除去することにより病態改善・治療をはかる治療法"と定義される．
- ①腎代替療法(透析・濾過)と②アフェレーシス療法に分けられる．
- 腎代替療法は，尿毒症性毒素(水，K，尿素など)を除去し，体液恒常性を是正，維持するもので，血液透析，血液濾過，腹膜透析がある．
- アフェレーシス療法は，血液を体から取り出し血液中の病因物質を除去し浄化された血液を体に戻すもので，血漿交換，血液吸着，血漿吸着，血球成分除去療法，エンドトキシン吸着療法，交換輸血がある．
- 急性腎障害に対する血液浄化療法は，間欠的血液透析(IHD)，持続緩徐式腎代替療法(CRRT)，低効率血液透析(SLED)，腹膜透析(PD)がある．
- 除去しようとする毒物・病因物質の種類，患者の基礎疾患・併存病態，循環動態の安定性などを考慮したうえで適切な治療法を選択する．

急性腎障害に対する血液浄化療法

1 適応

- 支持療法で対応できない酸塩基平衡(Acid-base 異常)，薬物中毒(Intoxication)，尿毒症(Uremia)，電解質(Electrolyte)異常，体液過剰(fluid Overload)などに対し腎代替療法を開始する(AIUEO)．
- 単一の開始基準はない．急性腎障害の重症度，進行速度，原疾

表33-1 **急性腎障害(AKI)に対する血液浄化療法適応(Bellomo らの基準)**[1]

乏尿(＜200 mL/12時間), 無尿(＜50 mL/12時間)
高カリウム血症 (＞6.5 mEq/L)*
代謝性アシドーシス (pH＜7.1)*
高窒素血症 (BUN＞84 mg/dL (30 mmol/L)*
肺水腫
尿毒症性脳症・心外膜炎・神経症
高Na血症(＞160 mEq/L), 低Na血症(＜115 mEq/L)*
悪性過高熱
薬物中毒(透析で除去される薬物)

*あくまで目安であり, 病態, 臨床経過に応じて判断する.

患の重症度, 経過や腎機能回復の可能性などから総合的に判断する.
- 表33-1に開始の目安を示す. 急性腎障害や原疾患が急速に増悪する患者では, 早期の治療開始を考慮する.

2 治療法の選択

- 間欠的血液透析(IHD)と持続緩徐式腎代替療法(CRRT)で生命予後に差はない.
- 循環動態が安定している場合には, IHD を選択する.
- 生命の危険がある薬物中毒, 電解質異常(高K血症など)に対し緊急補正が必要な場合には, IHD を選択する.
- 循環動態が不安定で, 除水量が多い場合, 持続的な血液浄化療法が必要な場合には, CRRT を選択する.
- 時間あたりの除水量が多く IHD では血圧低下がみられるが, 24時間連続の CRRT までは必要としない場合には, 低効率血液透析(SLED)を選択する.
- CRRT が IHD に比べ血圧に与える影響が少ないのは, 時間当たりの除水量が少ないことによる.
- 総除水量, 患者の病態(抗凝固薬使用の可否, 血圧, 持続濾過が必要な病態かどうか), 施設設備・人員のなども配慮して選択する.

3 透析アクセス

- 内頸静脈, 大腿静脈に透析カテーテルを留置しアクセスとすることが多い.

- 鎖骨下静脈の使用は,刺入時の気胸・血胸などのリスクに加え,鎖骨下静脈狭窄・閉塞に伴う合併症(上肢の静脈高血圧)があるため避けたほうがよい.
- 低血流量での血液浄化療法では,肘部表在静脈を用いることもある.
- 緊急時の IHD では,上腕動脈への単回直接穿刺も選択される.

4 抗凝固薬

1) 未分画ヘパリン

```
開始時   1,000~3,000 単位　ワンショット
持続     500~2,000 単位/時
ACT      150~200 秒となるように調節
```

- 半減期は 60~90 分.腎不全では半減期が延長するが,12 時間たてば手術に支障はない.

2) 低分子ヘパリン

```
単回投与法  開始時  10~15(抗 Xa 単位)×体重(kg)×治療時間  ワンショット
```

- 上記は IHD に対する投与量である.
- 未分画ヘパリンよりも出血リスクが少ないというエビデンスは乏しい.
- 半減期が長いので手術前には使用しない.

3) メシル酸ナファモスタット

```
治療時  20~30 mg/時で持続投与
```

- 半減期が短い(7 分)ので,侵襲的処置の前に使用できる.
- 分子量が小さいため IHD では除去されるが,時間あたりの透析効率が低く連続して治療を行う CRRT では蓄積し,出血リスクが増大する.
- CRRT では全身の ACT が延長せず,回路内 ACT が正常の 2 倍前後となるように調整する[2].

4) 無抗凝固透析

- ナファモスタットメシル酸塩を使用しても出血リスクは避けられない.

- 脳出血などで出血リスクを最小化したいときには，抗凝固薬を使用しないで血液浄化療法を実施する．
- 血液浄化器や回路が凝固しても150 mL程度の血液喪失量である．
- 無抗凝固透析の具体的手順は74頁を参照のこと．

5 処方の実際例

1) 間欠的血液透析 intermittent hemodialysis (IHD)

・治療時間：週3回，1回4時間
・血液浄化器：ダイアライザー
・血流量：体重×4 mL/分 （体重50 kgならば200 mL/分）
・透析液流量：500 mL/分

- 急性腎障害に対するIHDの透析量は，週当たり Kt/V ≧ 3.9 を目標とする．
- BUNが高値のときには不均衡症候群を防ぐため，初回透析は血流量100〜150 mL/分，治療時間2時間とし，翌日に血流量150〜200 mL/分，治療時間3時間などと徐々に増加する方法もある．この場合でも週当たりのKt/V合計は3.9以上を目標とする．
- 処方 $Kt/V ≒ \dfrac{血流量(L/分) \times 0.95 \times 治療時間(分)}{体水分量(L)}$
- 実測 $Kt/V ≒ -1.18 \ln 透析後BUN/透析前BUN$

※ EXCELで＝－1.18*LN（透析後BUN/透析前BUN）と入力すれば計算できる．

2) 持続緩徐式血液濾過透析 continuous hemodiafiltration (CHDF)

・治療時間　週7日，24時間/日（回路交換などでの中断を除く）
・血液濾過器　セプザイリス，エクセルフロー AEF-10　など
・透析・置換液　サブラッド®BSG　など
・血流量　100 mL/分以上
・透析液流量＋置換液流量　20 L/24時間（約800 mL/時）

- IHDでは血流量が透析量を規定するが，CRRT（CHDやCHDF）では透析液・置換液流量が血液浄化量を規定する．

- 血液浄化量(透析液流量＋置換液流量)の適正量は定まっていない．
- KDIGO ガイドラインなど海外では，20～25 mL/kg/時を推奨している．
- わが国の保険診療で認められる血液浄化量(15～20 L/日，およそ 10～15 mL/kg/時)と海外の推奨量を比較した RCT はなく，2 編の観察研究があるのみで，死亡率に差はなかった．
- 日本の浄化量を海外の推奨量に変更する明確なエビデンスはない[3]．
- セプザイリスはサイトカインなどに高度な吸着能をもつ AN69 膜であり，重症敗血症および敗血症性ショックの患者に対する急性血液浄化療法としてすぐれている．
- 連日 CRRT を行うと低 K 血症，低 P 血症，低 Mg 血症などの電解質異常が起きやすい．
- 定期的にモニターするとともに，必須電解質である K，P，Mg を補充する．

3) 低効率血液透析(SLED)

> ・治療時間　週 5～7 日，1 回 8～12 時間程度
> ・CHDF の装置を利用する場合の条件
> 　血流量　200 mL/分
> 　透析液・置換液流量　20 L/8 時間(2.5 L/時 = 100 mL/分)
> ・IHD の装置を利用する場合の条件
> 　血流量　100 mL/分
> 　透析液流量　300 mL/分

- 時間あたりの除水量が多く隔日，4 時間の IHD では血圧低下がみられるような場合に適している．
- IHD の装置を使用する場合には，透析液の無駄づかいを避けるため透析液流量を 500 mL/分から 300 mL/分に切り替えるとよい．
- CHDF の装置を使用する場合，回路を加温するなどして低体温を防ぐ．

表 33-2　**血液浄化療法の適応となる中毒物質の特性**[4]

	血液透析	血液濾過	血液吸着
水溶性	水溶性	水溶性	水・脂溶性
分子量(Da)	< 500	< 40,000	< 40,000
蛋白結合率	低(< 80%)	低	低～高
分布容積(Vd)	< 1 L/kg	< 1 L/kg	< 1 L/kg
内因性クリアランス	< 4 mL/分/kg	< 4 mL/分/kg	< 4 mL/分/kg

薬物中毒に対する血液浄化療法

- 薬物中毒に対する血液浄化療法の適応と選択は，①水溶性か脂溶性か，②分子量，③蛋白結合率，④分布容積，⑤内因性クリアランスを考慮する(**表 35-2**)[4].
- 分子量 100 Da 以下の尿素，リチウム，エタノールなどは活性炭に吸着しない(100～5,000 Da の物質を吸着しやすい)が，血液透析で容易に除去される.
- 血液透析では蛋白結合率が 90% 以上の薬物は除去されにくいが，血液吸着では蛋白結合率が 95% 程度の物質まで除去可能である.
- 腹膜透析(標準的処方)による薬物除去効率は，血液透析の 1/4～1/8 とされるが，注液量・バッグ交換回数を増加させることで除去効率を増加することが可能である.
- すでに腹膜透析を実施している患者，小児，血行動態が不安定な患者では，治療選択肢となる[5].
- EXTRIP(EXtracorporeal TReatments In Poisoning workgroup)のホームページで，薬物中毒の血液浄化療法に関する情報を参照できる(http://www.extrip-workgroup.org/).

1) 血液透析療法

- 治療時間：1 回 4 時間～
- 血液浄化器：ダイアライザー
- 血流量：200 mL/分～
- 透析液流量：500 mL/分

- 実施手順は急性腎障害に対する IHD に準じるが，治療時間，

血流量は薬物中毒の重症度に応じ強化する.
- EXTRIP はバルビツール酸, カルバマゼピン, リチウム, メトホルミン, メタノール, フェニトイン, サリチル酸, テオフィリン, バルプロ酸中毒に対する血液浄化療法の第一選択を血液透析としている.

2) 血液吸着療法

- 血液浄化器　メディソーバ®DHP
- 血液流量　100〜200 mL/分
- 治療時間　2〜4 時間
- 抗凝固薬　未分画ヘパリン　開始時　2,000 単位, 持続 2,000 単位/時

- 吸着筒は, 4 時間で飽和されるため必要に応じ交換を検討する.
- ナファモスタットは吸着されるため抗凝固薬として使用できない.
- わが国の保険適用は薬物中毒, 肝性昏睡である.
- EXTRIP は, バルビツール酸, カルバマゼピン, フェニトイン, サリチル酸, テオフィリン, バルプロ酸中毒に対し, 血液吸着を代替選択肢としている(第一選択は血液透析).
- 副作用として血小板減少, 白血球減少などがある.

📖 文献

1) Bellomo R : Kidney Int 53(S66) : S106, 1998
2) 井上芳博：日急性血液浄化会誌 1 : 124-130, 2010
3) AKI 診療ガイドライン作成委員会. AKI ガイドライン 2016. 東京医学社 2016
4) Anne-Cornelie J.M. de Pont. Curr Opin Crit Care 13 : 668-673, 2007
5) Ouellet G : Seminars in Dialysis 27 : 342-349, 2014

〈瀧　史香〉

34 末期腎不全に対する腎代替療法の処方と選択

概念と治療ポイント

- 腎機能低下が進行した場合,"透析にならない"ことを目標とした治療から"円滑な腎代替療法導入"を目標に変更する必要があり,そのタイミングを逸しないことが重要である.
- 腎代替療法には,透析療法(血液透析,腹膜透析)と腎移植(生体腎移植,献腎移植)がある.近年は,さらに在宅血液透析という選択肢も増えている.
- いずれの腎代替療法においても準備が必要となる.血液透析ではバスキュラーアクセスの作成,腹膜透析では腹膜透析カテーテルの留置,腎移植ではドナーの選定や術前検査である.

> **MEMO**
> **包括的腎代替療法,PDファースト**
>
> ・近年,包括的腎代替療法という単語を耳にする機会が増えてきている.この概念は腎不全管理を単一の療法で管理するのではなく,患者自身の状況に合わせて,その時々に最適な治療法を血液透析,腹膜透析,腎移植より選択していくという概念である.わが国では腹膜透析や移植の実施数が少ない点が障害となってきたが,近年はいずれも実施可能な施設が増加している.
> ・その中核を占める概念としてPDファーストがある.腹膜透析は残存腎機能に依存している治療法であり,また処方量を簡単に調整できる治療法であることより,保存期腎不全から透析導入の時期に適しており,残存腎機能の低下の程度に合わせて調整も可能である.また腹膜透析の,自身で実施可能であるという点(セルフケア),QOLを保ち治療を継続できるという利点を考慮して,当院ではなるべく腎代替療法開始時の最初の療法として,腹膜透析を選択するPDファーストを実践するようにしている.

- そのため，CKD ステージ G4 相当(eGFR 15〜30 mL/分/1.73 m^2)となった際には，今後の腎代替療法について患者と話し合っておく必要がある．その際には，血液透析，腹膜透析，腎移植の3つの選択肢について十分に説明する必要がある．それぞれの治療法の特徴を**表 34-1** に示す．
- 血液透析を考慮している症例では，シャント作成予定となる上肢静脈の温存に留意する．特に PICC 挿入などされないように注意する．
- 腎代替療法について説明後，アクセス作成の時期は個別の症例による部分はあるが，CKD ステージ G5 相当(eGFR < 15 mL/分/1.73 m^2)を目安に腎代替療法の準備を行う．緊急導入の可

MEMO

GFR 低下速度(ΔGFR)を評価する

- 各症例で腎機能の低下速度を評価するために eGFR や 1/Cr の経時的変化グラフを作成することが望ましい．治療効果の判定，透析導入時期の予測の参考になる．
- 図はある慢性腎臓病患者の eGFR の推移を示したものである．
- 2005 年頃までは年間−10 mL/分/1.73 m^2 の速度で腎不全が進行していたが，治療開始後に腎不全進行が著明に抑制されたことがわかる．

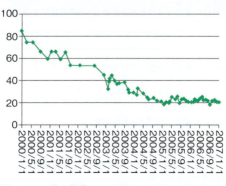

図　eGFR 値の推移

表 34-1 腎代替療法の利点・欠点

血液透析

利点
- あらかじめバスキュラーアクセスを作成してあれば，週3回，各4時間を専門施設に行くだけで，自動的に必要な治療が実施される．
- 確立した治療法で実施施設数も多く，出張や旅行での国内外での臨時治療が行いやすい．

欠点
- 時間的拘束は大きく，食事制限を含め生活の制限は非常に大きい．
- 残存腎機能は早期に廃絶することが多い．
- 透析療法中の血圧低下やバスキュラーアクセスのトラブルなどの合併症がある．
- 抗凝固療法を必要とする．
- 循環動態への影響は大きい．

腹膜透析

利点
- あらかじめ腹膜透析カテーテルの挿入がなされれば，職場や学校などで自身で実施可能なため，時間的拘束は比較的少なく自由度が高い．外来通院は月1〜2回程度で可能．
- 患者の生活リズムに応じて CAPD や APD など選択肢は多いため，QOL を保った形での治療継続が可能である．
- 残存腎機能は保たれやすい．
- 食事制限は血液と比べ緩やか．特にカリウム制限は不要のことが多い．

欠点
- 自身あるいは家族が確実に実施できるまで教育の期間は必要．
- 治療は本人任せであり，自己判断での減量・中断が起こりうる．自己管理が問われる部分が大きい．
- 開始してからでないとわからない合併症がある(横隔膜交通症やヘルニア，腹膜特性による除水不良など)
- 特に清潔操作が難しいと腹膜透析関連腹膜炎を発症しうる．
- 出張や旅行の際には機材・透析液の配送を必要とする．特に海外では実施が難しい場合がある．
- 被嚢性腹膜硬化症のリスクがあるため5〜8年程度で治療を終了せざるを得ないことがある．

腎移植

利点
- 腎機能自体が回復する状態とできるので，かなり正常に近い生活が可能．
- 食事などの制限も少なく，社会復帰もしやすい．
- 報告されている生命予後は透析療法より良好．
- 入院して手術を実施した以降は，ほぼ外来での管理が可能となり，時間的拘束は少ない．
- 妊娠・出産も腎機能が良好であれば可能．

欠点
- 終生にわたり免疫抑制療法を必要とする．そのため日和見感染などのリスクがある．
- 原疾患によっては再発のリスクがある．また，拒絶反応による腎機能障害・透析再導入がありうる．
- 腎の提供元(生体腎・献腎)を必要とする．

表34-2 腎代替療法選択外来の概要とそのキーワード

1段階(腎代替療法 概論) 腎代替療法の種類と特徴,清潔の変化,〝自分に合う方法〟
2段階(腹膜透析) 腹膜透析の概要,実際の機材や模型を使用,メリットとデメリット,出口部およびカテ管理,期限のある治療法,導入までのスケジュール,実施可能かの評価,社会資源
3段階(血液透析) 血液透析の概要,通院および拘束時間,シャントを含めた自己管理,在宅血液透析の概要,透析室の見学(機材・体重測定などの流れ),社会資源
3'段階(腎移植 概論) 腎移植の概要,生体腎移植と献腎移植,免疫抑制剤,手術の実際,ドナーについておよびその適応とリスク,先行的腎移植社会資源,献腎登録の費用
4段階(意思決定支援) 希望する治療法や理解内容を聴取,不明点や不安な点の再確認,導入前準備についての説明と再確認,腎不全症状悪化時の症状,意思決定できない場合は必要に応じて支援

*対象は慢性腎不全患者で,医師より腎代替療法選択説明依頼があった患者・家族

能性を考えると,透析療法では少なくとも開始する1か月前には,アクセスの手術ができている必要がある.
- 糖尿病性腎症や心不全合併例などの体液貯留が問題となるケースでは,これより前に腎代替療法が必要となることも多く,その場合は,さらに早期の準備が必要である.
- 当院では,腎代替療法選択の意思決定を支援するために,腎臓病クリニックで看護師面接を行っている.面接の概要を**表34-2**に示す.

治療方針

- 腎代替療法の準備が必要と判断した時点でアクセスの作成を検討する.

1 アクセスの作成
1) 腹膜透析(13章77頁参照)
2) 血液透析
- バスキュラーアクセスの作成を心臓血管外科に依頼する.依頼

する前には，以下の点について評価しておく．
- 利き手．
- シャント作成予定部位の自己血管の発達．
- 胸部単純X線写真．
- 心電図．
- 心エコー．
- 血液検査〔特に血小板数，凝固，感染症（HIV含む）など〕．
- 抗凝固薬や抗血小板薬の内服の有無．
  など
- また，できるだけ早期の希望か，いつごろまでに作成をお願いしたいのかもコンサルト時に伝えるようにする．
- バスキュラーアクセスの特徴を**表34-3**に示す．
- バスキュラーアクセスの第1選択は，自己血管を用いた自己動

表34-3 バスキュラーアクセスの特徴

自己動静脈内シャント（arteriovenous fistula；AVF）
自己血管の動静脈を吻合することで作成する．感染や閉塞のリスクがほかの方法に比べて低いため，第一選択の方法である．外来手術で実施している施設もある．穿刺可能に発達するまで2週間程度の期間を待つ必要がある点が欠点である．

人工血管内シャント（arteriovenous grafting；AVG）
人工血管を皮下に埋め込み，自己の動静脈と吻合することで作成する．自己血管の使用が難しい場合や発達不良時に選択される．穿刺時には注意が必要であること，感染や閉塞のリスクが上がる点が臨床的に問題となる．また手術時に全身麻酔が必要となるケースも多い．穿刺までの期間は，早期穿刺可能な製品以外では2週間程度を要することが多い．

動脈表在化
穿刺および止血がしやすいように，深部に走行している上腕動脈を浅い位置に表在化する方法．AVF・AVGではいずれも動静脈の血流移動を伴うために心負荷となりうる．心機能低下例で難しい場合に選択されることがある．欠点としては，長期使用中に返血側の静脈の確保ができなくなり続行が難しくなることがあること，穿刺時の疼痛が強いことがある．

パーマネントカテーテル
カフ付の透析カテーテルを，皮下トンネル作成・留置することで作成される．留置後すぐに使用できる点が利点だが，血栓閉塞や感染のリスクは極めて高く，臨床的に問題となる．

静脈内シャントである．自己血管に乏しい場合は，人工血管を用いた人工血管内シャントの選択を考慮する．心機能によっては，シャントやグラフトの作成が難しいことがあるが，その場合は動脈表在化やパーマネントカテーテルを選択する．

2 透析導入

- 腎不全が進行した場合は，臨床状況をもとに表34-4の透析導入基準を参考に透析導入を検討する．
- どのタイミングで腎代替療法に導入すべきかについては，絶対的な基準はない．しかし臨床的に，急激な消化器症状の増悪・治療抵抗性の貧血の進行・治療抵抗性の体液貯留などの際に導入の決断がなされることが多く，これらの症例のほとんどは上

表 34-4 慢性腎不全における透析導入基準(厚生省，1992)

原則，下記1〜3)の合計点が60点以上で長期透析導入の適応．

1) **臨床症状**
- 体液貯留(全身性浮腫，高度の低蛋白血症，肺水腫)
- 体液異常(管理不能の電解質・酸塩基平衡異常)
- 消化器症状(悪心，嘔吐，食思不振，下痢など)
- 循環器症状(重篤な高血圧，心不全，心包炎)
- 神経症状(中枢・末梢神経障害，精神障害)
- 血液異常(高度の貧血症状，出血傾向)
- 視力障害(尿毒症性網膜症，糖尿病性網膜症)

※これら1〜7小項目のうち3項目以上のものを高度(30点)，2項目を中等度(20点)，1項目を軽度(10点)とする．

2) **腎機能**
- 血清 Cr 8 mg/dL 以上 (CCr 10 mL/分未満)→ 30点
- 血清 Cr 5〜8 mg/dL 未満 (CCr 10〜20 mL/分未満) → 20点
- 血清 Cr 3〜5 mg/dL 未満 (CCr 20〜30 mL/分未満) → 10点

3) **日常生活障害度**
- 尿毒症症状のため起床できないものを高度(30点)，日常生活が著しく制限されるものを中等度(20点)，通勤，通学あるいは家庭内労働が困難となった場合を軽度(10点)とする．
- ただし，年少者(10歳以下)，高齢者(65歳以上)あるいは高度な全身性血管障害を合併する場合，全身状態が著しく障害された場合などはそれぞれ10点加算すること．

記導入基準を満たしている状態である.
- 「エビデンスに基づく CKD 診療ガイドライン 2013」では,腎不全症候がみられても GFR 8 mL/分/1.73 m^2 まで保存的治療での経過観察が可能であれば,血液透析導入後の生命予後は良好との報告がある.しかし透析後の生命予後の観点より GFR 2 mL/分/1.73 m^2 までには,透析導入することが望ましいとされている.
- 「腹膜透析ガイドライン 2009」では,腹膜透析が残存腎機能に依存している点を挙げ,GFR が 6 mL/分/1.73 m^2 未満の場合は導入を勘案することを推奨している.

1) 腹膜透析(13 章 77 頁参照)

> **MEMO**
> **早期穿刺可能なグラフト**
>
> ・近年,グラフトを使用する際に早期穿刺可能なグラフトが増えてきている.例えば,ゴア®アキュシールバスキュラーグラフトでは添付文書上も「術後 24 時間以内の穿刺が可能」の記載があり,もともとグラフトを予定しており導入まで間もないようなケースでは有用かもしれない.
> ・ただし早期穿刺の際には,表のような点に注視する.
>
> **表 早期穿刺可能なゴア®アキュシールバスキュラーグラフト取扱い時の中止(添付文書より)**
>
> **埋植後早期に穿刺を行う場合**
> ・創部が十分に治癒していない可能性を考慮し,無菌的操作を遵守する.
> ・滅菌手袋の着用.
> ・外用局所麻酔剤の使用.
> ・穿刺時に人工血管が動かないよう固定.
> ・17 ゲージもしくはそれよりも細い穿刺針を使用.
>
> **埋植後 1 週間以内**
> ・回路血流量を 250 mL/分以下に設定.
> ・低用量ヘパリンの投与.
>
> **埋植後 2 週間以内**
> ・透析針抜去後,10〜15 分間の止血.
> ・埋植後 2 週間以降は,止血が確認できるまで止血を行う.

2) 血液透析

- 当院では導入セットを使用している(表12-5, 65頁参照).
- 導入時に尿毒症が強い症例では不均衡症候群に注意する必要がある.
- 導入後,除水量や溶質除去の必要性に投じて透析処方量を調整する.
- 除水量の増加には,透析時間の延長や自己管理の厳格化で対応する.
- 溶質除去については,血流量(QB)の増加(〜250 mL/分)や透

> **MEMO**
> **在宅血液透析**
>
> 近年,在宅血液透析療法という選択肢が現実的な選択肢となりつつある.自宅で自身の希望する時間帯に長時間十分量の透析を行うことが可能なため,頻回の通院が不要で,データや体液管理の改善が可能であることが挙げられる.また予後改善効果も期待されている.
>
> 一方,欠点としては自己管理が必要なこと,自己穿刺が可能である必要があること,設備面などで自己負担が必要であること,介助者が必要であること,事故が起こりうることがある.

> **MEMO**
> **社会保障**
>
> 透析療法の開始や腎移植の実施が決まった場合は,社会資源の調整についてソーシャルワーカーに紹介する(表).特に透析療法の医療費に関連する特定疾病療養受療証は申請した月から適用となるため,月後半の導入例では迅速な対応が必要となる.

表 腎不全診療に関わる社会保障制度

特定疾病療養受療証
身体障害者手帳および障害者医療費助成制度
自立支援医療(更生医療)
障害年金

析時間の延長で対応する．血液透析の透析効率として，Kt/V > 1.2〜1.4 を目標として調整する．

MEMO

先行的腎移植

- 先行的腎移植(preemptive kidney transplantation)は腎不全が進行し透析療法が開始される前に腎移植を行うものである．本邦における先行的腎移植の第一例は 1987 年に 4 歳小児に対して実施された．

(小松康宏，他：透析導入前に腎移植を行い良好な身体発育が得られた先天性ネフローゼ症候群の女児例．日児腎会誌　7：65-69, 1994)

先行的献腎移植

- 2012 年より，先行的献腎移植(透析導入前の献腎移植)の登録が可能となっている．ただし献腎移植の待期期間が非常に長いこと(約 20 年)を考慮すると，現実性に乏しいのが現状ではある．登録のためには，表にある条件を満たす必要がある．

表　先行的献腎移植の条件

1) 申請時から 1 年前後で腎代替療法が必要になると予測され進行性機能障害の場合かつ
2) 19 歳以上では eGFR 15 mL/分/1.73m² 未満
3) 19 歳未満または腎移植後で機能の低下が進行してきた場合では，eGFR 20 mL/分/1.73 m² 未満

文献

1) 日本腎臓学会：CKD ステージ G3b〜5 患者のための腎障害進展予防とスムーズな腎代替療法への移行に向けた診療ガイドライン 2015, 2015
2) 日本腎臓学会：エビデンスに基づく CKD 診療ガイドライン 2013
3) 日本透析医学会：2009 年版　腹膜透析ガイドライン

(山本博之)

35 血漿交換療法

概念と治療ポイント

- 血漿交換療法とは，患者から大量の血漿を除去し等量の置換液と交換する治療法である．
- 目的は①血漿中に存在する病因物質を除去する，②血漿因子を大量に補充する，のいずれかである．
- 血漿中の病因物質として，抗体(抗GBM病，重症筋無力症)，循環血中の免疫複合体(SLE)，同種抗体(重度血液型不適合妊娠，ABO不適合腎移植)などがあり，5%アルブミン液を置換液として使用する．
- 血漿因子を大量に補充する病態として，血栓性血小板減少性紫斑病(TTP)，肝不全などがあり，新鮮凍結血漿を置換液として使用する．
- 膜型の血漿分離器が用いられることが多い．
- 血漿処理量は，原則として1.5×血漿量とする．
- 分布容量が小さく蛋白結合率が高い薬物は，血漿交換療法で除去される．原則として，定期薬は血漿交換が終了してから投与する．
- 施行するにあたって保険上の適応および医学適応を確認する．
- 血漿交換療法のほか，血漿交換操作(分離血漿の廃棄と置換)を伴わない血漿吸着や，血球成分除去療法のような治療を総称してアフェレーシス療法と呼ばれる．

治療方針

1 治療の実際

1) 処理量

- 1.5×血漿量(plasma volume)とする．
- 1回の治療で除去される血漿内物質の除去%は，血漿量の0.5倍では35%，1.0倍では63%，1.5倍では70%，2倍では75%

である.

2) 血漿量の計算[2]
- 血漿量(L) = 0.07 × 体重(kg) × (1−Ht)
- 体重は理想体重を用いる.
- 計算後,概ね 35〜40 mL/kg 内になっているか確認する.

3) 処理速度
- 最大処理速度 = Qb(mL/分) × 0.3 とする.
- ※ Qb × 0.3 以上では,膜内が過粘稠となり膜間圧力差 trans-membrane pressure(TMP)が上昇してしまう.

4) 血漿分離器
- プラズマフロー OP-08 W® を使用する.

5) 置換液
- 病因物質の除去を目的とする場合には,5%アルブミン液を置換液とする.25%アルブミン製剤を生理食塩液ないし細胞外液製剤(ソリューゲン®F など)で希釈し,およそ 5%に調整する.
- TTP/HUS,既存の凝固因子欠損,治療前にフィブリノーゲン値の低下,コリンエステラーゼの欠損などがある場合には,新鮮凍結血漿を置換液として使用する.

6) 抗凝固薬
- 原則ヘパリンを使用する.
- ヘパリンは,初回投与量は 50 U/kg で開始し,引き続き 1,000 U/時で注入する.
- 活性化凝固時間は,180〜220 程度を目標にする.

7) バスキュラーアクセス
- 中心静脈へのカテーテル留置によるバスキュラーアクセスが望ましい.
- 血流量 100 mL/分程度が確保できるならば,肘部静脈の使用も可能である(18 G 針).

2 合併症
- 安定している患者でも,必ず末梢静脈ラインは確保する.
- ただし,バスキュラーアクセスのある維持血液透析患者が,ABO 不適合腎移植の前処置として日帰りで血漿交換する場合は,末梢静脈ラインはなくてもよい.

1) 置換液に対する過敏症(FFP 使用時)

- 患者血液中の IgE と血液製剤中の抗原との反応の結果，アレルギー反応が生じる．
- アレルギー反応が局所的で軽症の場合は，抗ヒスタミン薬の経口投与でよい．

処方

- ポララミン® 2 mg 経口，レスタミン® 10 mg 経口
- 全身性に出現した場合には，副腎皮質ステロイド(ソル・コーテフ® 100〜500 mg)静注を併用．
- アナフィラキシーでは，ボスミン® 0.3 mg 大腿前外側に筋注．救急措置を行う．

(参考「輸血副作用対応ガイド」日本輸血・細胞治療学会　輸血療法委員会編)

2) 置換液に対する過敏症の予防

- 治療 1 時間前にポララミン® 4 mg 内服．
  ※内服困難な場合は，5 mg 静脈内投与．
- 治療 1 時間前にプレドニン® 50 mg 内服．
  ※内服困難な場合は，50 mg 静脈内投与．
- 重症例の予防
  - 治療 1 時間前にポララミン® 4 mg 内服．
    ※内服困難な場合は，5 mg 静脈内投与．
  - 治療 13，7，1 時間前にプレドニン® 50 mg 内服．
    ※内服困難な場合は，50 mg 静脈内投与．

3) 低 Ca 血症(FFP 使用時)

- FFP はクエン酸を含むため，低 Ca 血症の危険が生じる．
- 1 時間ごとにイオン化 Ca を評価する．
  ※採血時は血漿交換を止め，体外循環のみにする．
- イオン化 Ca < 2.0 mEq/L(1.0 mmol/L) で，8.5% カルチコール® 10 mL 静脈内投与する．

4) 凝固異常(アルブミン使用時)

- 単回の血漿交換では，PT は 30%，APTT は 2 倍に上昇しフィブリノゲン値は 80% まで減少する．
- 凝固因子は，血漿交換後 4 時間までの迅速な初期回復と引き続く 4〜24 時間の緩徐な回復の二相性を示す．

- 週に3回以上の高頻度な血漿交換では，凝固因子の回復が遅く，凝固異常が遷延する．
- 各血漿交換前にプロトロンビン時間(PT)，活性化部分トロンボプラスチン時間(APTT)，フィブリノゲンを測定し，必要があれば最後の置換液をFFP 4単位に変更する．

5) 感染症(アルブミン使用時)

- 感染症のリスクが高い患者では，血清IgG < 500 mg/dLのときにIVIG 100〜400 mg/kgの単回投与を検討する．

6) その他

- ACE阻害薬使用時に，アナフィラキシーをきたす症例の報告があり，短時間作用型のACE阻害薬は血漿交換24時間前に，長時間作用型のACE阻害薬は48時間前に投与を終了する．
- 分布容量が小さく蛋白結合量が強力な薬剤は，除去されやすいので注意が必要である．

3 血漿交換療法の適応疾患(表35-1, 2)

表35-1 わが国で保険適用となっているアフェレーシス療法の対象疾患[1]

	治療法	ASA カテゴリ	備考
多発性骨髄腫	PE, DFPP	II	一連につき週1回，3か月．
マクログロブリン血症	PE, DFPP		一連につき週1回，3か月．
劇症肝炎	PE		ビリルビンおよび胆汁酸の除去を目的とする場合に限られる．一連につき概ね10回．
薬物中毒	PE, HA		一連につき概ね8回．
重症筋無力症	PE, DFPP, PA	I	一連につき月7回，3か月．発病後5年以内で重篤な悪化傾向のある場合，または胸腺摘出術や副腎皮質ホルモンに十分奏効しない場合

(つづく)

表 35-1 つづき

	治療法	ASAカテゴリ	備考
悪性関節リウマチ	PE, DFPP, PA	II, IV	週1回．知事によって特定疾患医療受給者と認められ，血管炎による高度の関節外症状を呈し従来の治療法では効果が得られないもの．
SLE	PE, DFPP, PA	II	月4回．知事によって特定疾患医療受給者と認められ，CH50 < 20単位，C3 < 40 mg/dL，抗DNA抗体値が著しく高く，ステロイド療法が無効，臨床的に不適当でRPGNまたはCNSループスと診断されたもの．
TTP	PE, DFPP	I	一連につき週3回，3か月．
重度血液型不適合妊娠	PE, DFPP		Rh式血液型不適合妊娠による体内胎児機能不全または新生児黄疸の既往あり，間接クームス試験が64倍以上（妊娠20週未満），128倍以上（妊娠20週以上）．
術後肝不全	PE, DFPP		一連につき概ね7回．総ビリルビン5 mg/dL以上，ヘパプラスチンテスト40%以下またはComa Grade II以上．
急性肝不全	PE, DFPP	III	一連につき概ね7回．PT，昏睡の程度，総ビリルビンおよびヘパプラスチンテストなどの所見から劇症肝炎または術後肝不全と同程度の重症度と判断できる場合．
多発性硬化症	PE, DFPP, PA	II, III	一連につき月7回を限度として3か月間．
CIDP	PE, DFPP, PA	I	一連につき月7回を限度として3か月間．
ギラン・バレー症候群	PE, DFPP, PA	I	Hughesの重症度分類で4度以上．一連につき月7回を限度として3か月間．

（つづく）

表35-1 つづき

	治療法	ASA カテゴリ	備考
天疱瘡	PE, DFPP	IV	診断の確定した者のうち他の治療法に難治性のものまたは合併症や副作用でステロイドの大量投与ができないもの．一連につき週2回，3か月間．
類天疱瘡	PE, DFPP		
巣状糸球体硬化症	PE, DFPP	I	一連につき12回，3か月間．従来の薬物療法では効果が得られずネフローゼ症候群を持続し，血清コレステロール値が250 mg/dL以下に下がらない場合．
溶血性尿毒症症候群	PE, DFPP	I(補体遺伝子変異), III(H因子への自己抗体), IV(下痢を伴う典型的HUS)	一連につき12回，3か月間．
家族性高コレステロール血症	PE, DFPP, PA	I	週1回．次のいずれかのうち黄色腫を伴い負荷心電図および血管撮影による冠状動脈硬化が明らかな場合．①フォンテイン分類II以上，②TC 400 mg/dLを超えるヘテロ接合体で薬物療法を行ってTCが250 mg/dL以下に下がらないもの．
閉塞性動脈硬化症	PE, DFPP, PA		一連につき10回，3か月間．①フォンテイン分類II以上，②薬物療法でTC 220 mg/dLまたはLDL-C 140 mg/dL以下に下がらない高コレステロール血症．③膝窩動脈以下の閉塞または広範な閉塞部位を有するなど，外科的治療が困難でかつ従来の薬物療法では十分な効果をえられないもの．
中毒性表皮壊死症	PE, DFPP		一連につき8回．

(つづく)

表 35-1 つづき

	治療法	ASA カテゴリ	備考
スティーブンス・ジョンソン症候群	PE, DFPP		一連につき8回.
血友病	PE, DFPP		インヒビター値が5ベセスダ単位以上の場合に限り算定する.
同種腎移植	PE, DFPP	II	二重膜ろ過法のみ適応. 二重濾過法によるABO血液型不適合間の同種腎移植を実施する場合または抗リンパ球抗体陽性の同種腎移植を実施する場合に限る.
慢性C型ウイルス肝炎	PE, DFPP		直近のインターフェロン療法より5回を限度. セログループ1〔ジェノタイプII(1b)型であり, 直近のインターフェロン療法を施行した後, 血液中のHCV RNA量が100 KIU/mL 以上〕.

PE:単純血漿交換, DFPP:二重膜濾過法, HA:血液吸着法, PA:血漿吸着法, RPGN:急速進行性糸球体腎炎, CNS:中枢神経

> **MEMO**
> **保険適用**
>
> ・続発性低ガンマグロブリン血症の明確な基準はない.
>   血清IgG<400 mg/dL(「日本造血細胞移植ガイドライン」参考)
> ・低ガンマグロブリン血症に対する投与量:IVIG 200~600 mg/kg を 3~4 週間隔.

表 35-2 米国アフェレーシス学会の主な対象疾患[2]

I　アフェレーシスが第 1 選択
ギランバレー症候群，ANCA 関連急速進行性糸球体腎炎，抗糸球体基底膜病（Goodpasture 症候群），CIDP，クリオグロブリン血症，家族性高コレステロール血症，巣状糸球体硬化症，溶血性尿毒症症候群，単クローン性ガンマグロブリン血症による過粘稠症候群，ABO 不適合生体肝移植，重症筋無力症，パラプロテイン血症脱髄性多発神経症，ABO 不適合腎移植，hyperleukocytosis，PANDAS（溶連菌感染症に関連した小児自己免疫性神経精神疾患），TTP，劇症型 Wilson 病
II　アフェレーシスが第 2 選択
Acute disseminated encephalomyelitis, catastrophic APS，造血幹細胞移植（ABO 不適合），Lambert-Eaton masthenic 症候群，多発性硬化症，多発性骨髄腫，cast nephropathy，重症 SLE
III　効果が確立しておらず適応は個別に判断
急性肝不全，再生不良性貧血，chronic focal encephalitis，心臓移植（拒絶反応予防），拡張型心筋症，IgA 血管炎（アレルギー性紫斑病），HIT，hypertriglyceridemic pancreatitis，免疫複合体関連急速進行性糸球体腎炎，IgA 腎症，腎性全身性線維症（NSF），paraneoplastic neurological syndromes，Pemphigus vulgaris，末梢性血管疾患，輸血後紫斑，強皮症，
IV　アフェレーシスが無効ないし有害．実施にあたっては倫理委員会の承認が望ましい
アミロイドーシス，皮膚筋炎・多発筋炎，志賀毒素関連 HUS，POEMS 症候群，乾癬，統合失調症，ループス腎炎，多臓器不全合併敗血症

CIDP：chronic inflammatory demyelinating polyradiculoneuropathy, HIT：heparin induced thrombocytopenia,
＊主として単純血漿交換療法の対象を示した．

文献

1) 診療点数早見表 2016 年 4 月版．J039 血漿交換療法，p592，2016
2) Schwartz J, et al：Guidelines on the use of therapeutic apheresis in clinical practice-evidence-based approach from the Writing Committee of the American Society for Apheresis: the sixth special issue. J Clin Apher 28：145-284，2013

（松本直人）

36 免疫抑制療法開始前の注意

副腎皮質ホルモン療法の合併症予防

- 副腎皮質ホルモンの長期投与によって発生する合併症（感染症，糖尿病，白内障・緑内障，骨粗鬆症，高血圧，脂質異常症など）を予防するため，治療開始前には患者に十分リスクを説明するとともに，スクリーニング検査ならびにモニタリングを行う．
  ・体重，身長，BMI，血圧，全血算，血糖，脂質，骨密度，T-SPOT，水痘・麻疹の既往ないし抗体価．

1 B型肝炎再活性化を予防

- 免疫抑制・化学療法前には，「免疫抑制・化学療法により発症する B 型肝炎対策ガイドライン」を参照し，HBV キャリアおよび既感染者をスクリーニングする（図 36-1）．
- HBs 抗原を測定して，HBV キャリアかどうか確認する．
- HBs 抗原陽性例は，肝臓専門医にコンサルトする．
- HBs 抗原陰性の場合には，HBc 抗体および HBs 抗体を測定して，既往感染者かどうか確認する．
- HBs 抗原・HBc 抗体および HBs 抗体の測定は，高感度の測定法を用いて検査することが望ましい．

2 水痘・麻疹

- 副腎皮質ホルモン投与中に水痘または麻疹に感染すると，致命的な経過をたどることがある．
- 添付文書に記載されている以下の注意を厳守すること．
  ・本剤投与前に水痘または麻疹の既往や予防接種の有無を確認すること．
  ・水痘または麻疹の既往のない患者においては，水痘または麻疹への感染を極力防ぐよう常に十分な配慮と観察を行うこと．
  ・感染が疑われる場合や感染した場合には，ただちに受診するよう指導し，適切な処置を講ずること．

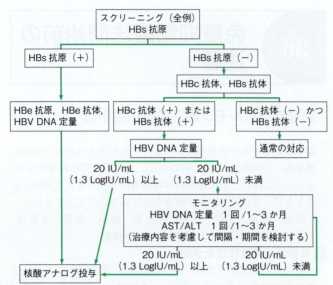

図 36-1 免疫抑制・化学療法により発症する B 型肝炎対策ガイドライン
〔日本肝臓学会編:B 型肝炎対策ガイドライン第 3 版(2017 年 8 月), pp78-80, 2017 より一部改変. https://www.jsh.or.jp/medical/guidelines/jsh_guidlines/hepatitis_b〕
※補足・注釈省略:実際に使用する際には必ず補足・注釈を参考にすること

- 水痘または麻疹の既往や予防接種を受けたことがある患者であっても,本剤投与中は,水痘または麻疹を発症する可能性があるので留意すること.

3 結核

- プレドニン®≧15 mg/日を 1 か月以上服用する場合には,結核のリスクが高まる.
- 副腎皮質ホルモン治療開始後には,ツベルクリン反応やインターフェロン-γ 遊離試験(IGRA)が陰性となることがある.治療開始前に UGRA(T-SPOT など)を実施する.
- 潜在性結核が考えられる場合には,イソニアジド+ピリドキサールを 6 か月間予防内服する(日本結核病学会予防委員会・治療委員会).

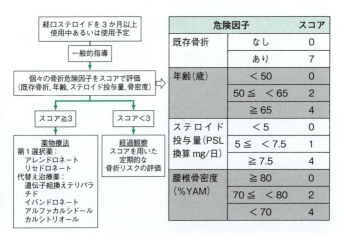

図 36-2 ステロイド性骨粗鬆症の管理と治療ガイドライン 2014 年改訂版
(日本骨代謝学会編:ステロイド性骨粗鬆症の管理と治療ガイドライン:2014年改訂版, p5, 2014 より)

4 ニューモシスチス肺炎（PCP）

- 非 HIV 患者における PCP（*Pneumocystis* pneumonia）発生が近年問題になっている．免疫抑制療法中の急速進行性腎炎症候群やネフローゼ症候群，MTX ならびに生物学的製剤使用中の関節リウマチなどに対する種々のガイドラインでは，ST 合剤の予防内服が勧められている．
- PCP 予防のため，ST 合剤（バクタ®）を 1 日 1 錠内服ないし 1 回 2 錠週 3 回内服．
- ST 合剤が副作用のために使用できないときは，ペンタミジン（ベナンバックス®）を月 1 回吸入．

5 ステロイド骨粗鬆症

- 副腎皮質ホルモン開始前に，身長，体重，骨密度を測定する．
- 骨密度は年 1 回測定．65 歳以上では腰痛圧迫骨折を除外するため腰椎 X 線撮影．
- 海外では，骨折リスク評価のため FRAX 算出が推奨されている．
- プレドニン® 5 mg/日以上を 1～3 か月以上服用する患者には，ステロイド骨粗鬆症を予防するためリスクに応じ，ビタミン

D製剤やビスホスホネート製剤の投与を行う．
- 日本骨代謝学会「ステロイド性骨粗鬆症の管理と治療ガイドライン：2014年改訂版」を参照する（**図 36-2**）．

(小松康宏)

付録

付録1 腎機能・電解質異常の各種検査と公式

糸球体濾過値

- 蓄尿をしてイヌリンクリアランスを測定するのが正確だが、日常診療では簡便性のため、血清Cr値や血清シスタチン値に基づく推算GFRを用いることが多い.

1 推算GFR式

- 検査結果報告では、日本腎臓学会の式に基づくeGFRが表示されることが多い.
- 東洋人以外では過小評価となることがあるので、CKD-EPI式を用いる.

1) 日本腎臓学会の式

$$eGFR(mL/分/1.73\,m^2) = 194 \times Cr^{-1.094} \times 年齢^{-0.287}(女性 \times 0.739)$$

2) MDRD式（米国で作成された）

$$eGFR(mL/分/1.73\,m^2) = 175 \times 血清\,Cr^{-1.154} \times 年齢^{-0.203}$$
$$(女性 \times 0.742,\ アフリカ系米国人は \times 1.212)$$

3) CKD-EPI式

- 国際的にはMDRD式よりも正確とされるが、日本人では×0.813の係数補正が必要.
- 係数補正を行ってもGFR<60 mL/分/1.73 m²では日本人のGFR推算式より誤差が大きいため、CKD-EPI式は日本人に適さない.

$$\text{eGFR}(\text{mL}/\text{分}/1.73\,\text{m}^2) = 141 \times (\text{血清 Cr}/\kappa)^a \times 0.993^{\text{年齢}}$$

κ は 男性 0.9, 女性 0.7
a は 血清 Cr $> \kappa$ ならば -1.209, 血清 Cr $< \kappa$ ならば男 -0.411, 女 -0.329
さらに女性は $\times 1.018$, 黒人は $\times 1.159$

黒人以外

男性 Cr $\leq$ 0.9 mg/dL　　eGFR $= 141 \times (\text{Cr}/0.9)^{-0.411} \times 0.993^{\text{年齢}}$
男性 Cr $>$ 0.9 mg/dL　　eGFR $= 141 \times (\text{Cr}/0.9)^{-1.209} \times 0.993^{\text{年齢}}$
女性 Cr $\leq$ 0.7 mg/dL　　eGFR $= 144 \times (\text{Cr}/0.7)^{-0.329} \times 0.993^{\text{年齢}}$
女性 Cr $>$ 0.7 mg/dL　　eGFR $= 144 \times (\text{Cr}/0.7)^{-1.209} \times 0.993^{\text{年齢}}$

黒人の場合

男性 Cr $\leq$ 0.9 mg/dL　　eGFR $= 163 \times (\text{Cr}/0.9)^{-0.411} \times 0.993^{\text{年齢}}$
男性 Cr $>$ 0.9 mg/dL　　eGFR $= 163 \times (\text{Cr}/0.9)^{-1.209} \times 0.993^{\text{年齢}}$
女性 Cr $\leq$ 0.7 mg/dL　　eGFR $= 166 \times (\text{Cr}/0.7)^{-0.329} \times 0.993^{\text{年齢}}$
女性 Cr $>$ 0.7 mg/dL　　eGFR $= 166 \times (\text{Cr}/0.7)^{-1.209} \times 0.993^{\text{年齢}}$

4) Cockcroft-Gault 式

$$\text{CCr}(\text{mL}/\text{分}) = \frac{(140 - \text{年齢}) \times \text{体重}(\text{kg})}{\text{血清 Cr}(\text{mg}/\text{dL}) \times 72} \quad (\text{女性} \times 0.85)$$

- 薬剤治験時の腎機能評価に用いられることが多かった.
- カナダの 534 名(96%が男性)の入院患者データに基づいて作成.
- Jaffé 法で測定された Cr 値を用いた場合, 尿細管からの Cr 分泌を含む CCr ではなく, 真の GFR を近似する.
- 酵素法の測定値を用いる場合には, 0.2 mg/dL を加えるとよい.

5) シスタチン C (Cys-C) に基づく推算 GFR 式

$$\text{eGFR cys}(\text{男}) = (104 \times \text{Cys-C}^{-1.019} \times 0.996^{\text{年齢}}) - 8$$
$$\text{eGFR cys}(\text{女}) = (104 \times \text{Cys-C}^{-1.019} \times 0.996^{\text{年齢}} \times 0.929) - 8$$

2 蓄尿による GFR 評価

- イヌリンクリアランス(Cin)を測定するのが gold standard (実施法は 154 頁参照).
- 内因性クレアチニンクリアランス(CCr)は GFR を近似するが,

Cr は尿細管からも分泌され,GFR の低下に伴いその量が増加するので CCr は Cin より高値となる.
- 蓄尿による実測 CCr を 0.715 倍すると GFR を近似する.
- 進行した腎不全では,CCr と Curea の平均が GFR を近似する.

$$CCr(mL/分) = \frac{尿 Cr(mg/dL) \times 尿量(mL)}{血清 Cr(mg/dL) \times 時間}$$

- 24 時間蓄尿を用いる場合には,時間を 1,440 分とする.

$$GFR(mL/分) = 0.715 \times 実測 CCr$$

3 透析導入時の GFR 評価法

$$GFR = \frac{CCr + Curea}{2}$$

$$Curea(mL/分) = \frac{尿 UN(mg/dL) \times 尿量(mL)}{BUN(mg/dL) \times 時間}$$

- 実測 CCr の単位を $mL/分/1.73\ m^2$ にするには,$CCr(mL/分)$ に患者体表面積 /1.73 を乗じる.

4 体表面積

1) Dubois の式

$$BSA(m^2) = 体重(kg)^{0.425} \times 身長(cm)^{0.725} \times 0.007184$$

2) Mosteller の式

$$BSA(m^2) = \frac{\sqrt{身長(cm) \times 体重(kg)}}{60}$$

尿細管機能

- FE_X(fractional excretion x)は,糸球体で濾過された物質 X が最終的に尿中に排泄された比率を示す.
- GFR が低下すると糸球体で濾過される量が減少するので,FE_X の基準値も変化する.

$$FE_X = \frac{\text{尿中に排泄された X の量}}{\text{糸球体濾過された X の量}} \times 100$$

$$= \frac{\text{尿中 X 濃度} \times \text{尿量}}{\text{血清 X 濃度} \times \text{糸球体篩係数} \times \text{GFR}} \times 100$$

$$GFR \fallingdotseq CCr = \frac{\text{尿 Cr 濃度} \times \text{尿量}}{\text{血清 Cr 濃度}}$$

とすれば,上記式は以下のように書き換えられる.

$$FE_x = \frac{\text{尿 X} \times \text{血清 Cr}}{\text{血清 X} \times \text{糸球体篩係数} \times \text{尿 Cr}} \times 100$$

- 低分子量物質の糸球体篩係数は,(100 − 蛋白結合率) ÷ 100 (Na,K,尿酸などは 1,Ca は 0.5,Mg は 0.7).

1) ナトリウム排泄分画(FE_{Na})

$$FE_{Na} = \frac{\text{尿 Na} \times \text{血清 Cr}}{\text{血清 Na} \times \text{尿 Cr}} \times 100 (\%) = \text{尿 Na} \div \text{血清 Na} \div \text{尿 Cr} \times \text{血清 Cr} \times 100 (\%)$$

- 腎前性 AKI では $FE_{Na} < 1.0\%$,腎性 AKI では $FE_{Na} > 2 \sim 3\%$.
- 高度に GFR が低下した場合や,Na 摂取量が過剰な場合には基準値が変化する.

$$FE_{Na}\text{-adq} = 0.5 \times \frac{\text{Na 摂取量}(mmol/24\text{ 時間})}{GFR\ (mL/\text{分})}$$

- Na 摂取量,GFR に応じた FE_{Na} の適正値が提唱されている[1].

2) 尿素排泄分画 (FE$_{urea}$)

$$FE_{urea} = \frac{尿\ UN \times 血清\ Cr}{BUN \times 尿\ Cr} \times 100(\%) = 尿\ UN \div BUN \div 尿\ Cr \times 血清\ Cr \times 100(\%)$$

- 腎前性 AKI では FE$_{urea}$ < 35%.
- 計算には尿素濃度ではなく，尿素窒素濃度を使用してよい．

3) カリウム排泄分画 (FE$_K$)

$$FE_K = \frac{尿\ K \times 血清\ Cr}{血清\ K \times 尿\ Cr} \times 100(\%)$$

- 腎機能，K 摂取量ともに正常範囲にある成人の基準値は 11.1 ± 5.4%.
- 高 K 血症にもかかわらず FE$_K$ が低値である場合は，尿細管からの K 分泌障害が疑われる．
- 低 K 血症にもかかわらず FE$_K$ が高値である場合には，尿細管からの K 分泌亢進が疑われる．
- GFR 低下例の基準値は，Batlle らの nomogram を参照する[2]．

$$FE_K\text{-adq} = 15 \times \frac{K\ 摂取量\ (mmol/24\ 時間)}{GFR\ (mL/分)}$$

- K 摂取量，GFR に応じた FE$_K$ 適正値も提唱されている．

4) TTKG (Transtubular K Gradient)

- 集合尿細管の K 分泌能を評価する検査である．
- 皮質集合尿細管 (CCD) 管腔液の K 濃度と血清 K 濃度の比を示す．

$$CCD\ 管腔液\ K\ 濃度 = 尿\ K\ 濃度 \times \frac{血漿浸透圧}{尿浸透圧}$$

$$TTKG = \frac{CCD\ 管腔液\ K\ 濃度}{血漿\ K\ 濃度} = 尿\ K \div 血漿\ K \div 尿浸透圧 \times 血漿浸透圧$$

- 高 K 血症では，CCD からの K 分泌が最大限刺激されるため TTKG は上昇する．高 K 血症にもかかわらず TTKG < 6 は，腎臓からの K 排泄が障害されていることを示唆する．

- 低 K 血症では，CCD からの K 分泌が抑制され TTKG は低下する．低 K 血症にもかかわらず TTKG > 2 は，腎臓からの K 排泄が不適切に多いことを示唆する．
- TTKG の概念を提唱した Halperin は TTKG の理論的限界を指摘しているものの，随時尿を用いて K 排泄能を評価できる点で便利である．

5) リン排泄分画（FE_P）

$$FE_P = \frac{尿 P \times 血清 Cr}{血清 P \times 尿 Cr} \times 100(\%)$$

- 基準値は成人で 5〜15%，小児で 10〜40%．

6) 尿細管 P 再吸収率（%TRP）

$$\%TRP = 100 - FE_P$$

- 糸球体で濾過された P のうち，何 % が再吸収されたかを表す．
- 基準値は成人で 85〜95%，小児では 60〜90%．

7) 尿細管 P 再吸収極量（TmP/GFR）

$$TmP/GFR(mg/dL) = 血清 P(mg/dL) \times \%TRP/100$$

- 基準値は 2.6〜4.4 mg/dL．
- Walton, Bijoet のノモグラムを用いるのが便利である[3]．

8) 尿酸排泄分画

$$FE_{UA} = \frac{尿中尿酸値 \times 血清 Cr}{血清尿酸値 \times 尿 Cr} \times 100(\%)$$

- 基準値は 4〜14%．
- 高尿酸血症で FE_{UA} が 4% 以下ならば尿酸排泄低下，13% 以上ならば尿酸過剰産生型高尿酸血症が疑われる．

9) 重炭酸排泄分画

$$FE_{HCO_3^-} = \frac{尿 HCO_3^- \times 血清 Cr}{血清 HCO_3^- \times 尿 Cr} \times 100(\%)$$

- 尿 HCO_3^- は直接測定することが困難なので，尿 pCO_2 を血液ガス分析装置で，尿 pH を pH メーターで測定し，以下の式か

ら計算する.

$$\text{尿 } HCO_3^-(mEq/L) = 0.03 \times \text{尿 } pCO_2 \times 10^{\text{尿 } pH - (6.33 - 0.5\sqrt{\text{尿 } Na+K+NH_4^+})}$$

- 尿 Na, K, NH_4^+ 濃度の単位は, mEq/L ではなく3桁上の mol/L である.
- Henderson-Hasselbalch 式を変形したものだが, 血液の pK は 6.1 だが尿の pK は尿 Na, K, NH_4^+ 濃度によって変化する.
- $FE_{HCO_3^-}$ は, 正常者および遠位尿細管アシドーシス患者では 3%以下だが, 近位尿細管アシドーシス患者では15%以上(乳幼児では25%以上)となる.

電解質,水バランス

1) Edelman 式

$$\text{血漿 Na 濃度(mEq/L)} = \frac{\text{体内の交換可能な Na + K(mEq)}}{\text{体水分量(L)}}$$

2) Adrogue-Madias 式 [4]

$$\begin{aligned}&\text{輸液 1 L 投与後の血清 Na 濃度の変化}\\&= \frac{(\text{輸液中の Na + K 濃度}) - \text{血清 Na(mEq/L)}}{\text{体水分量} + 1(\text{L})}\end{aligned}$$

3) 体水分量 total body water (TBW)

簡便式:体水分量(L) = 体重(kg) × 0.6

- Watson, Watson, Batt 式 [5]

男性 TBW = 2.447 − (0.09516 × 年齢) + (0.1074 × 身長) + (0.3362 × 体重)
女性 TBW = −2.097 + (0.1069 × 身長) + (0.2466 × 体重)
血漿浸透圧 = 2 × (血清 Na+K) + BUN(mg/dL)/2.8 + 血糖(mg/dL)/18

高 Na 血症の自由水欠乏量
$$= \left[\frac{\text{血清 Na 濃度(mEq/L)}}{140} - 1\right] \times \text{体水分量(L)}$$

低 Na 血症の自由水過剰量
$$= \left[1 - \frac{\text{血清 Na 濃度(mEq/L)}}{140}\right] \times \text{体水分量(L)}$$

低 Na 血症の Na 欠乏量 = [140 − 血清 Na 濃度(mEq/L)] × 体水分量(L)

4) 高血糖での血清 Na 濃度補正

$$\text{補正 Na 濃度} = \text{実測血清 Na 濃度} + 1.6 \times \left[\frac{\text{血糖(mg/dL)} - 100}{100}\right]$$

5) 尿浸透圧，尿 NH_4^+ 濃度

$$\text{尿浸透圧} = 2 \times (NH_4^+ + Na^+ + K^+) + \text{尿素窒素(mg/dL)}/2.8 + \text{ブドウ糖(mg/dL)}/18$$

$$\text{尿 } NH_4^+ = \frac{\text{尿浸透圧} - [2(Na+K) + \text{尿素窒素}/2.8 + \text{ブドウ糖}/18]}{2}$$

蓄尿から得られる情報

1) Maroni の式（推定蛋白摂取量）

蛋白摂取量(g/日)＝[尿中尿素窒素(g/日)＋体重(kg)×0.03]×6.25

2) 入院患者の Cr 排泄量(mg/kg/日)

- 蓄尿による Cr 排泄量がこの値以下の場合には，筋肉量減少か蓄尿が不正確な可能性を考える[6]．

	20〜50 歳	50〜70 歳
男性	18.5〜25.0	15.7〜20.2
女性	16.5〜22.4	11.8〜16.1

3) 日本人の尿 Cr 排泄量予測(mg/日)[7]

男性：Cr 排泄量＝－12.63×年齢＋15.12×体重(kg)＋7.39×身長(cm)－79.9
女性：Cr 排泄量＝－4.72×年齢＋8.58×体重(kg)＋5.09×身長(cm)－74.9

4) 随時尿から 1 日尿蛋白量を推測

$$尿蛋白量(g/日)=\frac{随時尿蛋白濃度(mg/dL)}{随時尿 Cr 濃度(mg/dL)}\times 1 日尿 Cr 排泄量(g/日)$$

- 1 日尿 Cr 排泄量 ≒ 1 g/日と仮定すると，尿蛋白/尿 Cr 比 (UPCR)は 1 日尿蛋白量を近似する．少なくとも CCr 10 mL/分/1.73 m^2 までは適用できる．
- 筋肉量の多い患者では，尿 Cr 排泄量が多いので尿蛋白量＞UPCR となり，筋肉量の少ない患者では尿蛋白量＜UPCR となる．
- 急性腎障害の初期には，1 日尿 Cr 排泄量が低下するので UPCR は尿蛋白量を過大評価する．

透析関連の公式

1) 血液透析の適正透析量評価

処方 Kt/V 尿素 = 血流量(mL/分) × (0.9〜0.95) × t ÷ 体水分量(L)
実測 Kt/V 尿素 = $-\ln(R - 0.008 \times t) + (4 - 3.5 \times R) \times 0.55$ 除水量/体水分量
　　　　　　　≒ $-\ln$(透析後 BUN/透析前 BUN) = $-\ln(R)$

- R は透析後 BUN/透析前 BUN,t は透析時間(分).

期待する透析後 BUN 値にするための透析処方

- Kt/V = $-\ln$(透析後 BUN/透析前 BUN)の関係を用いる.
- 体重 50 kg,透析前 BUN が 180 mg/dL の患者に対し,不均衡症候群を防ぐため,透析後の BUN が 120 mg/dL となる透析処方を考える.

R = 透析後 BUN/透析前 BUN = 120/180 = 0.66
Kt/V = $-\ln(0.66)$ = 0.4,V = 30 L なので Kt ≒ 12.2

- ダイアライザーの尿素クリアランスは,血流量の 90〜95% である.

透析時間が 2 時間(120 分)ならば K = 0.10(L/分) = 血流量 × 0.95
血流量 = 0.10 ÷ 0.95 = 106 mL/分

- 体重 50 kg の患者に血流量 110 mL/分,透析液流量 500 mL/分,透析時間 120 分の透析療法を実施すれば,透析後 BUN は前値の約 66%,この患者では約 120 mg/dL となる.
- ln は自然対数.EXCEL で = $-$LN(0.66)と入力すれば 0.415 が計算される.

R	0.25	0.3	0.33	0.4	0.5	0.6	0.66	0.75
$-\ln(R)$	1.40	1.20	1.11	0.92	0.69	0.51	0.42	0.29
Kt/V	1.40	1.20	1.11	0.92	0.69	0.51	0.42	0.29

2) 腹膜透析の適正透析量評価

総$(Kt/V)_{尿素}$＝腹膜$(Kt/V)_{尿素}$＋腎$(Kt/V)_{尿素}$
  K：尿素クリアランス
PD療法による$(Kt/V)_{尿素}$＝[(D/P)尿素×排液量(L)]/体水分量
  D：排液中尿素窒素濃度(mg/dL)，P：BUN(mg/dL)

$$腎\ Kt/V = \frac{尿\ UN \times 尿量}{BUN} \div 体水分量$$

各種物質の原子量・分子量

	原子量		分子量		分子量
H	1	エタノール	46	ビリルビン	535
Li	6.9	尿素	60	ビタミンB_{12}	1,355
C	12	グリシン	75	バンコマイシン	1,486
N	14	シュウ酸	90	β_2ミクログロブリン	11,800
O	16	リン酸	98	TNFα	17,000
Na	23	クレアチニン	113	IL1β	17,000
Mg	24	尿酸	168	ミオグロビン	17,800
P	31	ビタミンC	176.1	IL6	21,000
S	32.06	馬尿酸	179	ヘモグロビン	68,000
Cl	35.5	ブドウ糖	180	アルブミン	69,000
K	39	クエン酸	192	IgG	160,000
Ca	40	ビリルビン	535	IgM	950,000

文献

1) Schueck O：Examination of Kidney Function. p190, Martinus Nijhoff Publisher, 1984（復刻版は Springer, 2011）
2) Batlle DC, et al：Hyperkalemic distal renal tubular acidosis associated with obstructive uropathy. N Engl J Med 304：373-380, 1981
3) Walton RJ, et al：Nomogram for derivation of renal threshold phosphate concentration. Lancet 2：309-310, 1975
4) Adrogué HJ, et al：Hyponatremia. N Engl J Med 342：1581-1589, 2000
5) Watson PE, et al：Total body water volumes for adult males and females estimated from simple anthropometric measurements. Am J Clin Nutr 33：27-39, 1980
6) Kampmann J, et al：Rapid evaluation of creatinine clearance. Acta Med Scand 196：517-520, 1974
7) 川崎晃一, 他：尿中クレアチニン排泄量に関する研究. 健康科学 7：35-42, 1985

（石井太佑）

付録2 腎不全において注意が必要な基準値一覧

	腫瘍マーカー	腎機能正常者	透析患者
健常人とほぼ同等	AFP	10 ng/mL 以下	
	PIVKA II	40 mAU/mL 以下	
	CA 125	35〜40 U/mL 以下 (男性, 閉経後女性 25 U/mL 以下)	
	CA 15-3	30 U/mL	
	PSA	4 ng/mL 以下	
	PAP	3 ng/mL 以下	
	DUPAN-2	150 U/mL 以下	
比較的高値を示し, 解釈に注意を要する	CEA	5.0 ng/mL 以下	10.0 ng/mL 以下
	CA 19-9	37 U/mL 以下	76 U/mL 以下
	CA 50	35 U/mL 以下	71 U/mL 以下
	SCC	2.0 ng/mL 以下	6.5 ng/mL 以下
	TPA	70 or 110 U/mL 以下	447 U/mL 以下
	IAP	150〜500 μg/mL	1,068 μg/mL
	エラスターゼ1	100〜400 ng/dL (RIA法)	131〜707 ng/dL (RIA法)
	Cyfra 21-1	3.5 ng/mL 以下	腎機能正常者より高値
	NSE, ProGRP	RIA法で 10.0 ng/mL 以下 (ECLIA法で 16.3 ng/mL 以下)	腎機能正常者より高値
	SLX	38.0 U/mL 以下	38.0 U/mL 以下もしくは 45.0 U/mL 以下

〔秋澤忠男(監), 深川雅史(編):透析患者の検査値の読み方 改訂第3版. 日本メディカルセンター, 2013年より作成〕

(小松康宏)

索引

欧文

数字・ギリシャ文字

1.26％炭酸水素 NaR「フソー」 108
3％ NaCl 94
9分割図 56
Xa 阻害薬 233
α 遮断薬 189
α グルコシダーゼ阻害薬 233
β 遮断薬 73, 189
β ラクタム系薬剤 202

A

abdominal compartment syndrome(ACS) 36
ACE 阻害薬 188, 194
Acid-base 異常 235
acute kidney injury(AKI) 34
acute tubulointerstitial nephritis (AIN) 177, 220
Adrogue 式 97
Adrogue-Madias 式 271
AG 141
AG 正常代謝性アシドーシス 144
aHUS 207, 212, 213
AIN 177
AIUEO, 透析療法適応の 29, 39
AKI 34, 220
——, 造影剤による 41
—— のステージ分類 35
—— の定義 35
Alport 症候群 49
AME 症候群 104
ANCA 関連血管炎 49
ANCA 関連腎炎 158, 176
ANCA 陽性 RPGN 173
anion gap metabolic acidosis 141

ankle-brachial systolic pressure index(ABI) 71
ANT 222
APD(automated peritoneal dialysis) 78
APTT 152
ARB 188, 194
ARDS 148
arteriovenous fistula(AVF) 63, 246
arteriovenous grafting(AVG) 63, 246
atypical HUS(aHUS) 208

B

B 型肝炎ウイルス関連腎炎 158
B 型肝炎再活性化の予防 259
Bartter 症候群 104, 146
Bence-jones 蛋白 151

C

C 型肝炎ウイルス関連腎炎 158
Ca 拮抗薬 58, 187, 194
Ca 持続点滴静注 111
continuous ambulatory peritoneal dialysis(CAPD) 78
cardiovascular disease(CVD) 65
Castleman 病 176
CAZ 88
CEZ 88
CGA 分類 45
CHD 238
CHDF 238
chrolide depletion alkalosis 147
chronic kidney disease(CKD) 45
chronic sustained hypotension 68
Chvostek 徴候 112, 121
CIDP 255

CIN 41
CKD 45
—— の患者に対する処方の注意 232
—— の重症度分類 46
CKD-EPI 式 264
CKD-MBD(Mineral and Bone Disorder) 53, 66, 70, 75, 182, 223
—— の治療 72
CKD-T 223
Cl 反応性代謝性アルカローシス 146
Cl 不応性代謝性アルカローシス 146
CMV 210
Cockcroft-Gault 式 228, 230, 265
continuous hemodiafiltration (CHDF) 238
contraction alkalosis 147
contrast induced nephropathy (CIN) 41
—— のリスク因子 42
—— の予防 43
contrast-induced AKI 41
COPD 147
CRRT 238
Cushing 症候群 104, 146
CVD 45
Cys-C 230

D

D-乳酸 138
dipstick 151
disseminated intravascular coagulation(DIC) 211
DIV 88
DOAC 223
DPP-4 阻害薬 233
DuBois 式 231, 266

E

eclampsia 197
Edelman 式 97, 271

eGFR 値の推移 243
Electrolyte 235
ESA 補充 52
ESKD 45
EXTRIP 240

F

Fabry 病 49
Fanconi 症候群 143
FENa 37
FEP 269
FEurea 37
fluid Overload 235

G

Gestational hypertension 197
GFR 46, 269
—— の推算式 230
—— の低下速度(ΔGFR)を評価する 243
—— の評価 42
GI 療法 108
Gitelman 症候群 104, 146
GLP-1 受容体作動薬 233
GOLDMARRK 138, 141
Goodpasture 症候群 170

H

H_2 受容体拮抗薬(ブロッカー) 232
HARDUP 141
HCV 210
health belief model(HBM) 19
HELLP 症候群 203
hemolytic uremic syndrome (HUS) 207
Henderson-Haselbalch 式 136
heparin-induced thrombocytopenia 208
heuristic 21
HHM(humoral hypercalcemia of malignancy) 112
HIV 210
hungry bone 症候群 115
HUS 207

H

hypovascular　179

I

IgA 血管炎　170
IgA 腎症　49, 163
IgG　159
IgG4 関連間質性腎炎　177
informed consent(IC)　15
intermittent hemodialysis(IHD)　238
Intoxication　235
intradialytic hypotension(IDH)　68

J

Jaffé 法　230
JCI(Joint Commission International)　10

K

K 過剰摂取　107
K 欠乏　146
K 摂取不足　103
K 喪失　104
K 排泄障害　107
K 排泄促進　108
K 排泄分画(FEK)　268
K 補充　105
KCl　106
KUSMALE-P　138, 141

L

L-乳酸　138
Liddle 症候群　104
local osteolytic hypercalcemia (LOH)　112

M

Maroni の式　273
MDRD 式　264
Mg 欠乏　146
microangiopathic hemolytic anemia(MAHA)　207
mineral and bone disorder (MBD)　53

Mosteller の式　231, 266
MRSA 腎炎　158
muddy brown granular cast　37

N

n-3 系脂肪酸　166
Na 欠乏量　97
Na 排泄分画(FENa)　37, 267
nephrogenic systemic fibrosis (NSF)　44
nongap metabolic acidosis　141

O

orthostatic hypotension　68
Oxford 分類　163

P

P 利尿因子(FGF23)過剰　115
Patient Centered Care　16
PD 腹膜炎の初期治療　88
PDCA サイクル　7
peritoneal dialysis(PD)　77
PD カテーテル留置法　79
PD ファースト　242
peritoneal equilibration test (PET)　83
—— の 4 つのカテゴリー　84
pneumocystis pneumonia　261
post-contrast AKI　41
post-obstructive diuresis(POD)　38
preeclampsia　197
preemptive kidney transplantation　250
pregnancy induced hypertension　197

Q

Quality Improvement　2, 6
Quality Indicator　6
Quality of Life(QOL)　5

R

RA 系阻害薬　165, 199

rapidly progressive glomerulonephritis(RPGN) 169
RAS 阻害薬 162
refeeding 症候群 115

S

Salzburg Statement 16
SBAR 12
Selectivity Index 159
sequential nephron blockade 131
shared decision making(SDM) 16, 59
Shiga toxin-producing *Escherichia coli*(STEC) 208
Short term Peritoneal dialysis Induction and EDucation technique 79
SI 159
Sibai の基準 203
Sjögren 症候群 177, 179
SLE 255
SLED 239
slow continuous ultrafiltration (ScUF) 133
SMAP 法 79
SPIED 法 79
STEC-HUS 207, 212, 213
Stepwise initiation of peritoneal dialysis using Moncrief And Popovich 79
SU 剤 233
Superimposed preeclampsia 197
systemic lupus erythematosus (SLE) 177

T

thrombotic thrombocytopenic purpura(TTP) 208
thrombtic microangiopathy (TMA) 207
TmP 269
torsades de pointes 121
total body water(TBW) 271
transtheoretical model 19
Transtubular K Gradient 268
Trousseau 徴候 112, 121
TTKG 268
TTP 207, 212, 213, 255
tubulointerstitial nephritis with uveitis(TINU) 177
Twardowski 分類 85

U・V・W

Uremia 235
VA 作成 63
vaptan 95, 131
vascular access 63
VCM 88
VEGF 阻害薬 211
von Willebrand 病 217
Watson,Watson, Batt 式 82, 271

和文

あ

アーチスト® 189
アザチオプリン 167
アシクロビル 232
アシデミア 137
アジルサルタン 188
アジルバ® 188
アスピリン 138
アスペノン® 233
アセタゾラミド 130, 141, 146
アセトアミノフェン 232
アゼルニジピン 188
アダラート® 194
アダラート®CR 194, 200
アダラート®L 194
アテノロール 189
アニオンギャップ(AG) 137, 141
アピキサバン 233
アフェレーシス療法 235, 254
アプリンジン 233
アプレゾリン® 200

和文索引　**283**

アミオダロン　233
アミサリン®　234
アミロイド腎症　158
アムホテリシンB　141
アムロジピン　194
アムロジン®　187
アメジニウムメチル硫酸塩錠　73
アリストロキア酸腎症　176
アルカリの増加　145
アルカレミア　137
アルダクトン®A　146
アルドステロン拮抗薬　130
アルドメット®　199
アルファロール®　54
アルブミン製剤　161
アロプリノール　170
アンカロン®　233
アンジオテンシンII受容体拮抗薬　188
アンジオテンシン変換酵素阻害薬　188
悪性関節リウマチ　255
悪性高血圧　210
悪性腫瘍　210, 223

い

イグザレルト®　233
イコサペント酸エチル　166
イヌリンクリアランス　154
イミダプリル　188
インデラル®　189
インフォームドコンセント　15
インフルエンザA型　210
医療安全　10
医療の質改善　2, 6
胃液吸引　145
胃炎, 急性　203
移植維持期　223
移植腎　152
移植腎AKI　220
移植腎拒絶反応　176
意識障害　121
維持期(慢性期)の内科管理　223
維持透析病院の決定　64
維持輸液　100

一次性TMA　208
―― の中での鑑別　211
一次性ネフローゼ症候群　157
一日尿蛋白量　273
一過性の高度血圧上昇例　194

う

ウラリット®配合錠　56
ウラリット®U配合散　143
うっ血性心不全　95, 132, 148
右左シャント　148

え

エクストラニール®　82
エスポー®注　53
エソメプラゾール　174
エタノール中毒　138
エチレン・グリコール　138
エドキサバン　233
エナラプリル　188
エパデール®　166
エポジン®注　53
エリキュース®　233
エリスロポエチン(EPO)　66
エリスロポエチン産生刺激製剤(ESA)　52
エリスロマイシン　202
エルカトニン　114
エルシトニン®注　114
栄養管理　40
遠位尿細管性アシドーシス(I型dRTA)　143
塩化K徐放剤　105

お

オキサロール®注　55
オキソプロリン　138
オルメサルタン　165, 188
嘔吐　145
横紋筋融解症　40, 138, 233

か

カテーテル抜去の適応　89
カテーテルトラブル　85
カプトプリル　188

カリウム→K を見よ
カリメート® 109
カリメート®ドライシロップ 57
カルシウム→Ca を見よ
カルシトニン製剤 113
カルシニューリン阻害薬(CNI)
　　　　　　　　　　220
カルタン®錠 54, 55
カルチコール®注射液 8.5%
　　　　　　108, 111, 126
カルデナリン® 189
カルバペネム 202
カルベジロール 189
カンデサルタン 188
ガドリニウム造影剤 44
ガリウムシンチ 179
ガンシクロビル 232
加重型妊娠高血圧腎症 197, 201
仮面高血圧 184
家族性高コレステロール血症
　　　　　　　　　　256
家庭血圧 50, 184
過換気症候群 148
過敏性 AIN 176
過補正(急速な血清 Na 濃度の上昇) 96
顆粒円柱 37
臥床 113
外来・病棟での一過性の高度血圧上昇 194
活性化部分トロンボプラスチン
　　　　　　　　　　152
褐色細胞腫クリーゼの血圧管理
　　　　　　　　　　195
合併症 85
──の治療 40
甘草 104, 146
肝炎ウイルス関連腎症 49
肝梗塞 203
肝硬変 95, 128, 148
肝性浮腫 134
肝不全, 急性 255
冠血管拡張薬 153
患者確認 10
患者教育 18

患者ケアの引継ぎ 12
患者中心のケア 16
間欠的血液透析(IHD)
　　　　　　96, 238, 235
間質性腎炎, 急性 177
間質性肺炎 148
感染管理 13
感染症 210, 223
──, アルブミン使用時 254
感染性心内膜炎 170, 210
関節リウマチ 176

き

キックリン®カプセル 54, 55
キニーネ 211
キノロン系薬剤 202
ギランバレー症候群 147, 255
気管支喘息 148
気胸 147
起立性低血圧 68
基準値一覧 277
偽性高 P 血症 119
偽性低 Na 血症 90
急性・症候性・重度低 P 血症
　　　　　　　　　　117
急性・慢性低 Na 血症 94
急性アルカリ負荷 146
急性胃炎 203
急性肝不全 255
急性間質性腎炎 177
急性血液浄化療法 235
急性症候性高 Na 血症に対する緊急初期治療 99
急性腎盂腎炎 202
急性腎機能障害の初期アセスメント 29
急性腎障害(AKI)
　　　34, 131, 161, 169, 203, 235
──の原因 35
急性腎毒性尿細管障害 176
急性中等度低 P 血症 117
急性尿細管壊死 222
急性尿細管間質性腎炎 177
急性妊娠脂肪肝 203
急性薬物中毒 147

急速進行性糸球体腎炎症候群（RPGN） 38, 169
虚血性心疾患 66, 69, 73
虚血性腎症 49
魚油 166
共同の意思決定 16
凝固異常，アルブミン使用時 253
近位尿細管 P 再吸収障害 115
近位尿細管性アシドーシス（II 型 RTA） 143
筋ジストロフィー 147
筋力低下 121
緊急透析 36

く

クームス試験 210
クエン酸（大量輸血） 145
クラビット® 86
グラム陰性桿菌 86
グラム陽性桿菌 86
クラリスロマイシン 202
クリオグロブリン血症 170
クリニカル・オーディット 7
クロール欠乏性アルカローシス 147
クロピドグレル 211
グリコール 138
グリセオール®注 65, 73
グリセリン大量投与 92
グルコバイ® 233
グルコン酸 Ca 111
グルコン酸 K 錠 105

け

ケトアシドーシス 138
ケフレックス® 86
ゲムシタビン 211
ゲンタマイシン 202
けいれん 121
下剤の使用 127
下痢 141
解熱鎮痛薬 232
経口血糖降下薬 233
経口シクロホスファミド 174

経口ステロイド療法 166
劇症肝炎 254
血圧異常 66, 68, 73
血圧管理 50
血圧値の分類 183
血液ガス分析 136
血液ガスの読み方 136
血液吸着療法 241
血液浄化療法 43, 95, 109, 235
——，急性 235
——，薬物中毒に対する 240
血液透析（HD） 77, 240, 244, 245, 249
—— の合併症 65
—— の患者 53, 218
—— の患者の初期アセスメント 30
—— の適正透析量評価 274
—— の導入 61
血縁者間腎移植 219
血管拡張薬 153
血管性疾患 49
血小板凝集抑制薬 153
血漿交換療法 172, 213, 251
—— の適応疾患 254
血漿分離器 252
血漿量の計算 252
血清 Na 濃度 97
血清電解質測定 136
血栓性血小板減少性紫斑病 208
血栓性微小血管症（TMA） 40, 203, 207
血栓対策 161
血尿 149
血友病 257
結核 147, 176, 260
健康信念モデル 18
検尿異常 149
献腎移植 219
顕微鏡的血尿 149
顕微鏡的多発血管炎（MPA） 49, 170
原子量 276
原発性アルドステロン症 104, 145, 146

原発性糸球体疾患　163

こ

コミュニケーション・エラー　11
コレステロール塞栓　37, 41, 49
コンサルテーション　24
呼吸性アシドーシス　137, 147
呼吸性アルカローシス　137, 148
呼吸性の変化(pCO_2)　137
個人防護具　14
口蓋扁桃摘出術　165
口渇刺激　90
口頭指示　11
好酸球性多発血管炎性肉芽腫症
　（EGPA)　170, 176
行動科学　18
抗GBM抗体型RPGN　174
抗アルドステロン薬　133
抗インフルエンザ薬　232
抗ウイルス薬　232
抗凝固薬　153, 252
抗血小板薬　162, 166
　── の中止期間　153
抗尿細管基底膜病　176
抗不整脈薬　233
抗利尿ホルモン(ADH)　90
降圧薬の選択　51
降圧療法　50, 199
高AG性代謝性アシドーシス
　　　141
高Ca血症　112, 146
　── の初期アセスメント　32
高Cl性代謝性アシドーシス　141
高IgE血症　179
高IgG血症　179
高IgG4血症　179
高K血症　56, 106
　── の初期アセスメント　32
高K血性dRTA　143
高LDLコレステロール血症
　　　157
高Na血症　97
　── の初期アセスメント　31
　── の初期治療，緊急　99
高Mg血症　125, 127

高P血症　54, 55, 118
　── の初期アセスメント　32
高TG血症　90
高カロリー輸液　141
高血圧　104, 183
　──，二次性　184
高血圧合併妊娠　200, 201
高血圧緊急症　190, 191, 200
高血圧性腎症　49
高血圧性切迫症　192
高血糖　92
　── での血清Na濃度補正
　　　272
高浸透圧性低Na血症　92
高蛋白血症　90
高度低Na血症　93
高度貧血　148
高齢CKD患者に対する配慮点
　　　57
膠原病関連の腎炎　158
骨ミネラル代謝異常　53, 66
骨ミネラル代謝マーカーの管理目
　標値　54
混合性酸塩基平衡障害　137

さ

サイアザイド系利尿薬　56, 130
サイクラー　78
サムスカ®錠　131, 135
サリチル酸中毒　138
サルコイドーシス　178
サルコペニア　58
サワシリン®　87
サンリズム®　233
ザルツブルグ声明　16
再燃性腹膜炎　89
細菌性急性・慢性腎盂腎炎　176
在宅血液透析　249
酸塩基平衡　235
　── の異常　140
　── の障害の診断　137
酸の喪失　145

し

シクロスポリン　162, 167, 211

シクロホスファミド 167, 174
シスプラチン 211
シプロキサン® 86, 87
シプロフロキサシン 86
シベンゾリン 233
シルニジピン 188
シロリムス 211
ジゴキシン 108, 233
ジソピラミド 234
ジピリダモール 162
ジルチアゼム 193
子癇 197
子宮内胎児発育遅延 205
糸球体疾患 49
糸球体腎炎 37
糸球体性血尿 149, 163
志賀毒素産生病原性大腸菌 208
使用禁忌薬 202
思考プロセス 20
脂質異常症 157
脂質異常症薬 233
紫斑病性腎炎 158
試験紙法 151
自己動静脈内シャント 246
自己免疫性疾患 210
自己免疫性溶血性貧血 208
自動腹膜灌流装置 78
自由行動下血圧 184
自由水過剰排泄 96
自由水投与量の計算 100
自由水排泄障害 93
持続緩徐式血液濾過透析 238
持続緩徐式限外濾過 133
持続緩徐式腎代替療法(CRRT) 235
質 Quality 9
質指標 6
社会福祉制度の説明 63
社会保障 249
手指衛生 13
腫瘍崩壊症候群 40
周術期の内科管理 220, 222
重症筋無力症 147, 254
重症症候性高 Ca 血症 113
重症症候性低 Ca 血症 111

重曹錠 56
重曹投与 145
重炭酸排泄分画 269
重度血液型不適合妊娠 255
出血傾向 217
術後肝不全 255
術後管理 217
術前管理 215
術前の透析処方 216
術前評価項目 215
処理速度, 血漿交換療法 252
処理量, 血漿交換療法 251
初期アセスメント 28
徐放性ニフェジピン 200
消化管出血の評価 70
症候性低 P 血症 117
上気道閉塞 147
常時低血圧 68
食塩摂取量 57
食事療法 57, 129
食欲低下 121
心血管疾患(CVD) 45, 65, 183
—— の治療 73
心血管障害 223
心室性不整脈 121
心疾患 68
心臓弁膜症 66, 69
心停止下腎移植 219
心不全 66, 69, 73, 128
身体障害者手帳申請 63
身体診察 228
侵襲性肺炎球菌感染症 210
浸透圧ギャップ 144
浸透圧性脱髄症候群 93
浸透圧利尿 115
真菌性腹膜炎 89
診察室血圧 183
新鮮凍結血漿(FFP) 213
人工血管内シャント 246
人工透析 64
腎移植 219, 244
—— の種類 219
腎移植患者
—— の初期アセスメント 31
—— の内科管理 219

——の妊娠と管理 205
腎盂表面の不整を伴わない腎盂壁肥厚病変 179
腎炎，膠原病関連 158
腎炎時徴候 163
腎炎疾患の初期アセスメント 33
腎機能障害の初期アセスメント 29
腎機能低下患者で減量・中止が必要な薬剤 232
腎機能低下例に対する薬物処方 228
腎機能の各種検査と公式 264
腎機能評価 228
腎後性腎不全 34, 38
腎硬化症 49
腎疾患，成人に多い 48
腎疾患合併の妊娠管理 204
腎障害 138
腎静脈血栓症 49, 160
腎生検 152
——の流れ 154
腎性骨異栄養症 53
腎性腎不全 34, 40
腎性全身性線維症 44
腎性貧血 50, 65
——の治療 71
腎前性腎不全 34
腎臓専門医への紹介基準 48
腎臓内科の役割 2
腎臓病 215
腎代替療法 219, 235
——の選択説明 58
——の利点・欠点 244
腎動脈狭窄(症) 49, 104
腎毒性のある薬剤 36
——の中止，減量 40
腎排泄性薬物の用量調節 40
腎不全 128
—— において注意が必要な基準値一覧 277
腎不全症候 62
腎不全進行 55
腎不全診療に関わる社会保障制度 249
腎保護 162

す

スタチン 162
スティーブンス・ジョンソン症候群 257
ステロイド 220
ステロイド骨粗鬆症 261
ステロイド抵抗性ネフローゼ症候群 161
ステロイドパルス併用療法 165
ステロイドパルス療法 173
スピロノラクトン 130, 133, 134, 146
スローケー® 105
スルホサリチル酸法 151
水痘 259
推算 GFR 式 47, 264
推定蛋白摂取量 273
膵機能不全 141
随時尿 273

せ

セファゾリン® 88
セファレキシン 86
セファロスポリン 202
セロケン®L 189
正 AG 性代謝性アシドーシス 141
正常域血圧 183
生活習慣の改善 57
生体腎移植 219
生体ドナー 224
生理食塩液による予防法，造影剤腎症 42
成人に多い腎疾患 48
成人ネフローゼ症候群 157
——の治療効果判定基準 160
先行的献腎移植 250
先行的腎移植 250
線維筋性形成異常 49
全身性エリテマトーデス(SLE) 170, 177
喘息 147

そ

ソリリス®注 213
ソルデム®3号 100
ゾメタ® 114
ゾレドロン酸水和物 114
早期穿刺可能なグラフト 248
巣状糸球体硬化症 256
巣状分節性糸球体硬化症 49, 158
造影剤腎症(CIN) 41
造影剤による AKI 41
造血幹細胞 210
臓器移植後 210
足関節-上腕収縮期血圧比 71
続発性低ガンマグロブリン血症 257

た

タイムアウト 12
タクロリムス 211
タンボコール® 234
ダイアモックス® 146
ダビガトラン 233
多尿 38
多発血管炎性肉芽腫症 170, 176, 179
多発性硬化症 255
多発性骨髄腫 254
多発性嚢胞腎 49
大動脈炎症候群 49
体液・電解質管理 216
体液過剰 235
—— がある低 Na 血症 95
体液管理不良 66
—— の治療 73
体液状態 83
体水分量 271
体表面積 266
体表面積補正の注意点 230
代謝性アシドーシス 55, 104, 137, 141
——, 薬物中毒による 144
代謝性アルカローシス 104, 137, 145

代謝性の変化(HCO_3^-) 137
代償反応 137
脱水 145
単発性腎腫瘤 179
炭酸水素 Na 56, 109
炭酸脱水酵素阻害薬 130
胆嚢炎 203
蛋白質摂取制限 167
蛋白尿 151, 157, 163

ち・つ

チアゾリジン誘導体 233
チクロピジン 211
チロシンキナーゼ阻害薬 211
治療法の選択 236
置換液 252
—— に対する過敏症 253
蓄尿から得られる情報 273
蓄尿による GFR 評価 265
中心静脈カテーテル挿入 214
中等度重篤な症状を呈する低 Na 血症 94
中毒性表皮壊死症 256
虫垂炎 203
貯留トラブル 85
長時間 ECUM 133
直接経口抗凝固薬 223
沈降炭酸 Ca 112
痛風腎 49

て

テトラサイクリン 202
テノーミン® 189
テルミサルタン 188
デスモプレシン 97, 100
デュラグルチド 233
出口部感染 85
低 Ca 血症 54, 110
——, FFP 使用時 253
—— の初期アセスメント 32
低 Cl 血症 145
低 K 血症 102, 145
—— の初期アセスメント 32
低 Na 血症 90, 94
—— の初期アセスメント 31

低 Mg 血症　121, 123
低 P 血症　115, 117
　—— の初期アセスメント　32
低アルブミン血症　157
低ガンマグロブリン血症　257
低効率血液透析 (SLED)
　　　　　　　　　235, 239
低出生体重児　205
低心機能患者　63
低二酸化炭素血症　141
低分子ヘパリン　216, 237
低補体血症　179
定性法, 蛋白尿　151
定量法, 蛋白尿　151
適正透析評価　79
適切な循環動態の維持　38
鉄欠乏　52
鉄欠乏性貧血　67
鉄補充の対象　70
天疱瘡　256
点滴静注 (DIV)　88
電解質　235, 271
電解質異常の各種検査と公式
　　　　　　　　　　264

と

トラセミド　133
トラゼンタ®　233
トラマドール　232
トラムセット®　232
トランスフェリン　159
トランデート®　199
トリクロルメチアジド
　　　　　　131〜133, 189
トルバプタン　135
トルリチド®　233
トンネル感染　89
ドキサゾシン　189
ドナーフォローアップ　224
ドロキシドパ　73
透析アクセス　217, 236
透析液トラブル　85
透析患者
　—— に対する薬物処方　230

　—— における術前チェックリスト　218
　—— の周術期管理　215
　—— の妊娠と管理　205
透析関連の公式　274
透析後 BUN 値　274
透析困難症　69
透析低血圧　68
透析導入　247
　—— のタイミング　61, 174
　—— の適応基準　62
　—— の方法　65
　—— までの準備　63
透析導入時の GFR 評価法　266
透析療法の適応　40
　——, A, I, U, E, O　29, 39
疼痛　148
等張性炭酸水素ナトリウム液　42
糖尿病性ケトアシドーシス
　　　　　　　　　104, 142
糖尿病性腎症　49, 158
同種腎移植　257
動脈硬化症　49
動脈表在化　246
特定疾病療養受療証　64
特発性血小板減少性紫斑病 (ITP)
　　　　　　　　　　203

な

ナトリウム→ Na を見よ
ナファモスタット　216
内因性ビタミン D 産生増加　113
難治性出口感染　89
難治性ネフローゼ症候群　161
難治性腹膜炎　89

に

ニカルジピン　193, 194, 200
ニコペリック®　82
ニトログリセリン　193, 200
ニトロプルシド・ナトリウム
　　　　　　　　　　193
ニフェジピン　194
ニフェジピン CR　187
ニフェジピン L　187

ニューモシスチス肺炎(PCP) 261
二次性 TMA 207, 208, 214
── の除外 210
二次性高血圧 184
二次性ネフローゼ症候群 157
二次性副甲状腺機能亢進症 54, 55, 116
日本腎臓学会の式, eGFR 264
入院患者への指示 39
入院患者の初期アセスメント 28
入院患者の Cr 排泄量 273
乳酸アシドーシス 138, 142
尿 Cr 排泄量予測 273
尿 NH_4^+ 濃度 272
尿細管 P 再吸収極量 269
尿細管 P 再吸収率(%TRP) 269
尿細管アシドーシス(RTA) 141
尿細管壊死 37, 222
尿細管間質疾患 49
尿細管間質性腎炎 176
尿細管機能 267
尿細管性アシドーシス(RTA) 104, 142
尿酸排泄分画 269
尿浸透圧 272
尿素排泄分画(FEurea) 37, 268
尿蛋白選択指数 159
尿中 AG の使用 144
尿毒症 138, 235
尿 $β_2$ ミクログロブリン 176
尿崩症 100
尿流量増加 115
尿路感染症 201
尿路閉塞の解除 38
尿路変更 141
妊娠 148
妊娠関連症候群 210
妊娠高血圧 197
妊娠高血圧症候群 197
妊娠高血圧腎症 197, 205
妊娠中毒症 197
妊娠中の腎機能評価 196
妊娠により生じる高血圧 197
妊娠により生じる腎障害 197

妊娠を希望する腎疾患患者への対応 204
認知のバイアス 21

ね

ネスプ®注 52, 53
ネフローゼ症候群 95, 128, 133, 152, 157
ネフロン数減少症 202
ネフロン癆 49

の

ノルバスク® 194
脳炎・髄膜炎 148
脳血管障害 69, 73, 147, 148
脳梗塞 66, 74
脳死下腎移植 219
脳腫瘍 148
脳出血 66, 73
濃厚赤血球輸血 214

は

バクタ®配合錠 174
バクトロバン® 86
バスキュラーアクセス 245, 252
バラシクロビル 211
バルサルタン 188
バンコマイシン 88
パーサビブ®静注透析用 55
パーマネントカテーテル 246
パラアルデヒド 138
パルス療法 166
麻疹 259
播種性血管内凝固症候群 211
肺炎 147, 148
肺水腫 158
肺動脈塞栓症 158
排泄障害 107
敗血症 148
白衣高血圧 184
発熱 148
半月体形成性腎炎 49

ひ

ヒドララジン 170, 193, 200

ヒドロクロロチアジド
　　　　　130, 131, 133
ヒューマリン®R　108
ヒューリスティックス　21
ビグアナイド薬　233
ビスホスホネート製剤　114
ビソプロロール　189
ビタミンB_{12}欠乏　211
ビタミンD過剰摂取　113
ビタミンD活性亢進　113
ピートル®チュアブル錠　55
ピルジカイニド　233
ピロガロールレッド法　151
びまん性腎腫大　179
非血液透析患者　52
非血縁者間腎移植　219
非糸球体血尿　149
非乏尿性急性腎障害　34
微小血管症性溶血性貧血　207
微小変化型ネフローゼ症候群
　　　　　49, 158
病歴聴取　228

ふ

フェジン　75
フェントラミン　193, 195
フラジール®　87
フルイトラン　100, 131, 189
フルコナゾール　202
フルスタン®錠　55
フレイル　58
フレカイニド　234
フロセミド・スライディング・スケール　135
フロセミド
　　　　　95, 108, 113, 126, 130, 133
フロセミド錠　132〜134
ブドウ膜炎随伴尿細管間質性腎炎
　　　　　177
プラザキサ®　233
プレドニゾロン
　　　　　114, 166, 174
プレドニン　180
プロカインアミド　234
プロスタグランジン　75

プロトンポンプ阻害薬（PPI）
　　　　　233
プロノン®　233
プロパフェノン　233
プロピルチオウラシル　170
プロプラノロール　189, 193
不整脈　66, 69, 73
── の予防　108
浮腫　128, 157
── に対する治療　161
副甲状腺摘除術　72
副甲状腺ホルモン過剰　115
副甲状腺ホルモン関連蛋白
　（PTHrP）　112
副腎酵素欠損　146
副腎皮質ステロイド療法
　　　　　165, 172
副腎皮質ホルモン　114
副腎皮質ホルモン療法の合併症予防　259
腹部コンパートメント症候群　36
腹膜炎　87
腹膜透析（PD）　77, 235, 244, 248
── の患者の初期アセスメント　30
── の適正透析量評価　275
── の導入　77
腹膜平衡試験（PET）　83
分子量　276

へ

ヘパリン起因性血小板減少症
　　　　　208
ヘルベッサー®　193
ベイスン®　233
ベザトール®SR　233
ベザフィブラート　233
ベタメタゾン　204
ペニシリン　202
ペルジピン®　194, 200
ペルジピン®LA　194
閉塞性動脈硬化症　66, 256
変化のステージモデル　18
扁摘パルス療法　166
弁膜症　69

ほ

ホスリボン®配合顆粒 118
ホスレノール®チュアブル錠 54, 55
保険適用 257
保存期腎不全患者 66
—— の診療 61
補液 42
補正［HCO_3^-］の計算 138
補体関連 HUS 207, 208
包括的腎代替療法 242
乏尿性急性腎障害 34, 96

ま

マイコバクテリウム腹膜炎 89
マイトマイシン C 211
マグコロール® 127
マグラックス® 124
マクログロブリン血症 254
マクロライド系薬剤 202
マラリア 210
麻疹 259
麻酔薬 147
麻薬の過量投与 147
膜性腎症 49, 158, 170
膜性増殖性糸球体腎炎 49, 158, 170
末期腎不全(ESKD) 45
—— に対する腎代替療法 242
末梢動脈疾患 69, 74
慢性 C 型ウイルス肝炎 257
慢性間質性腎炎 49, 180
慢性期のスクリーニング 223
慢性期の内科管理 223
慢性症候性高 Na 血症に対する初期治療 99
慢性腎機能障害の初期アセスメント 29
慢性腎臓病(CKD) 45, 131
—— の患者,透析導入前 217
慢性腎毒性尿細管障害 176
慢性腎不全における透析導入基準 247
慢性代謝性アシドーシス 143

慢性低 Na 血症 93, 94
慢性肉芽腫性疾患 113

み

ミコフェノール酸モフェチル (MMF) 167, 220
ミゾリビン 167
ミノサイクリン 170
ミリスロール® 200
ミルクアルカリ症候群 113, 145, 146
ミルセラ®注 53
未分画ヘパリン 216, 237
水バランス 271

む

ムピロシン 86
無抗凝固透析 216, 237
無症候性高 Ca 血症 114
無症候性細菌尿 201
無症候性心筋虚血 69
無症候性低 Ca 血症 112
無症候性低 Mg 血症 124

め

メインテート® 189
メキシレチン 233
メサンギウム増殖性糸球体腎炎 158
メシル酸ナファモスタット 73, 237
メタノール 138
メタノール中毒 138
メタボリックシンドローム 185
メチルドパ 199
メチルプレドニゾロン 166, 173, 174, 180
メトプロロール 189
メトホルミン 42, 233
免疫複合体型 RPGN 174
免疫抑制薬 165, 167
—— のプロトコール 221
免疫抑制療法 172
—— 開始前の注意 259

も

モダシン® 88
モノバクタム 202

や

夜間経皮酸素分圧モニタリング 184
薬剤性, TMA 210
薬剤性腎障害 49
薬剤投与量調整 229
薬物中毒 235, 254
——, 急性 147
—— に対する血液浄化療法 240
—— による代謝性アシドーシス 144
薬物療法 129

ゆ・よ

輸液 113
ヨード造影剤 41
—— の大量投与 92
陽イオン交換樹脂 56, 109
溶血性尿毒症症候群 208, 256
溶質除去 82
溶連菌感染後糸球体腎炎 170
抑うつ 121

ら

ラシックス® 38, 161
ラベタロール 199
卵円形脂肪体 159

り

リオナ®錠 54, 55
リクシアナ® 233
リスモダン® 234
リドカイン 233
リナグリプチン 233
リバーロキサバン 233
リン酸 Na 補正液 117
リン酸二カリウム補正液 117
リン排泄分画(EFP) 269
利尿薬 128, 129, 130, 188
—— の投与 145
利尿薬スライディング・スケール 132
硫酸 Mg 124
良性家族性血尿 49

る

ループ利尿薬 56, 109, 130
ループス腎炎 49, 158
類天疱瘡 256

れ

レグパラ®錠 55
レシピエント 225
レナジェル®錠 55
レニン・アンジオテンシン系阻害薬 73, 199
レニン産生腫瘍 104
レボフロキサシン 86

ろ

ロカルトロール®カプセル 54
ロカルトロール®注 55
ロサルタン 188

わ

ワルファリン 73, 161